JN125932

土屋和子が
患者さんに伝える

rules of language and knowledge

言葉のルールと

to provide patients

引き出し

［著］
土屋和子

クインテッセンス出版株式会社　2020

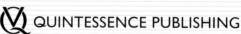

QUINTESSENCE PUBLISHING

Berlin | Chicago | Tokyo
Barcelona | London | Milan | Mexico City | Moscow | Paris | Prague | Seoul | Warsaw
Beijing | Istanbul | Sao Paulo | Zagreb

はじめに

　"何度言ったらわかるの!?"と、患者さんに対して声に出せないイライラが爆発しそうになったことは数え切れません。

　"そんなふうに言った覚えはありませんが……"と、理不尽な怒りで胸がいっぱいになったことも何度もあります。

　伝えたいことがうまく伝わらないと嫌になり、自信をなくす結果、コミュニケーションに対し苦手意識が芽生えてしまったり、得た知識を個々の患者さんに応用することができず、誰にでも決まりきった同じことを伝えてしまうというスパイラルに陥ったりしてしまいます。

　まして患者さんの「健康観」や「価値観」もさまざまです。患者さんのためを思って一生懸命説明しても、まったく聞く耳をもたない方には憔悴してしまいますよね……。

　また、この数年のうちにう蝕や歯周病の病因論が変わり、歯周疾患についてだけでなく、生活習慣の見直しや全身疾患との関連性についてもチェアサイドから情報提供する必要性が高まってきました。しかし、「何を」「どう」伝えればよいのか、整理しかねている人もいるかもしれません。

　さらに、歯科衛生士として仕事のステップアップを望みながらも、忙しすぎる臨床現場のなかで患者さんを行動変容に導くだけの余裕が、時間的にも技術的にもないかもしれませんね。

　本書では、人とのコミュニケーションに自信をもつことができ、仕事にやりがいを感じ、より多くの人々の健康寿命の延伸に役立つ情報提供ができるよう、ヒントの引き出しをたくさん用意しました。筆者の長年の経験と最新の知識、学んできたNLP（神経言語プログラミング）心理学、言語と行動学（LABプロファイル®）などをもとに、あなたとのコミュニケーションを図っていきたいと思います。楽しく読み進めていただけると嬉しいです。

土屋和子

大切なコラム①：知識と知恵

　「知識」とは、知っている事がらや認識することであり、「知恵」はその知識を使って問題解決していく能力です。知識を活用してこそ知恵になります。知識の引き出しを増やすことで知恵も多くなり、問題解決が簡単になるでしょう。

大切なコラム②：予防って何？

　歯科衛生士にとって、「予防」とは何でしょうか。
　「口腔疾患を未然に防ぐこと」と位置づけると、プラークコントロールやフッ化物塗布はあくまでも予防の手段のほんの一部です。う蝕や歯周病の原因は細菌ですが、飲食習慣や喫煙、口呼吸やパラファンクション、咀嚼嚥下機能や睡眠、慢性疾患や免疫機能などさまざまな要素が関係することを理解したいと思います。
　「未然に防ぐ」という意識を患者さんにもってもらうには、その人の健康観や価値観を変えていく必要があります。ただ、その健康観や価値観はその人の人生におけるさまざまな体験や経験から構築されたものであり、こちらが期待するほどそう簡単に変わるものではないのです。
　故に、時には「あなたのこれからの人生に望むものは何でしょうか？」といった、およそ歯科医院のチェアサイドで普段話題にしないような話が必要になる時もあります。

大切なコラム③：目的と目標

　「目的」とは目指す的であり、「目標」は目指す標です。目標は的に向かう手段として複数あるものですが、的はひとつしかありません。
　筆者は患者さんに、「目的は、あなたの健康寿命の延伸です」「そのための目標をいくつか提案させていただきます」と前置きをしてからセルフケア指導を行うこともあります。口腔疾患の予防は、あくまでも健康寿命の延伸を目的とした目標のひとつであると考えています。

CONTENTS

本文イラスト：ユカワアキコ

はじめに 2

大切なコラム 3

第1章
忙しい私にもできる！ 新人の私にもできる！
伝わりやすい言語の
選択のしかた＆話の組み立てかた 7

②What?　③How?
①why?　④If ?

相手のパターンに合わせて効果的に言語を使うコツ 8
例1：主体行動型と反映分析型 12
例2：内的基準型と外的基準型 13
例3：全体型と詳細型 14
例4：人間重視型と物質タスク重視型 15

話を組み立てる基本の法則「ユニバーサル4Mat」 17
Let's try! 実際のシチュエーションでユニバーサル4Matを使ってみよう 18
Let's try! ユニバーサル4Matをうまく使うコツ 20

言語コミュニケーションによくある"落とし穴"とは？ 21
Let's try! 言語コミュニケーションの落とし穴を回避するためには、質問が効果的！ 22

患者さんから情報を引き出すじょうずな質問のしかた 23
Let's try! 患者さんに安心して心を開いてもらう場をつくろう 24

即決！　う……ん　だいたいで OK　詳しく！

自分で決める！　いかがですか？　お付き合い　結果がすべて

第2章

最新の病因論や知識をベースに

チェアサイドで伝える&確認する
疾患と生活習慣..29

う蝕&歯周病の新しい病因論について、簡単におさらい 30

甘いもの以外でも、う蝕になりやすい飲食習慣に気づくには 34
Let's try! 飲食習慣に関する情報収集のための質問をしよう 34

う蝕のリスク因子に注目したアドバイスのしかた 36
Let's try! 酸性傾向にある唾液の原因を探るための質問をしよう 38

歯周病の最大のリスクを除く!
禁煙指導に必要な知識&アドバイス..39
Let's try! 患者さんに受け入れられやすい禁煙指導をしよう 42
Let's try! 一筋縄では禁煙を受け入れられない患者さんを攻略しよう 46

全身疾患に関する必要な知識&アドバイス 49
全身疾患1:糖尿病 50
Let's try! 患者さんに糖尿病と向き合ってもらうために声かけをしよう 52

全身疾患2:高血圧性疾患 54
Let's try! 患者さんに高血圧性疾患と向き合ってもらうために声かけをしよう 60

全身疾患3:脂質異常症 61

全身疾患4:睡眠時無呼吸症候群 68
Let's try! 患者さんに睡眠時無呼吸症候群を自覚してもらう声かけをしよう 71

全身疾患5:口腔がん 72

おわりに..75
参考文献..77
索引..78
著者略歴..80

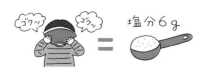

第 1 章

忙しい私にもできる!
新人の私にもできる!

伝わりやすい言語の選択のしかた & 話の組み立てかた

コミュニケーションにおいて、「言語」1つであらゆる行動や結果を招きます(ものすごく意味深い)。私たちは無意識に言語を選択することで「話」として組み立てますが、そこには深〜い仕組みがあります。その仕組みを理解すれば、人に伝えることが断然楽しくなります。

相手のパターンに合わせて
効果的に言語を使うコツ

　もし、あなたの言葉がけ次第で相手のモチベーションを上げることができるとしたら？　そして、あなたの話を誤解されることなく、とてもよく理解されるとしたら？　そんな秘訣を学びたいと思いませんか？　それが、今回ご紹介する「LABプロファイル®」です。これは、コミュニケーションを図るうえでとても有意義で役に立つものです。本来はじっくり時間をかけて学ぶものですが、ここでは誰もがすぐに使えるように簡単に解説していきます。

　普段、私たちは無意識に使う言語を選択して、文章化することによって表現していますが、実はこの「選択する言語」はその人の内面を表しているものでもあります。いわば、言葉を発するようになる幼少期から現在に至るまでのさまざまな体験や経験などから影響を受けるものでもあります。

　「LABプロファイル®」によって、そのような言語を分類し、分析して相手に伝わりやすい言語を用いると、コミュニケーションが格段に上達します（**表1-1**、P.10 **表1-2**）。「あの人の話はとてもよくわかる」とか「何を言っているのかどうもよくわからない」など、これを知っているのと知らないのとでは大きく違いが出ます。きっと「なるほど！」とわくわくしてくるでしょう。

ちょっとヒント

下記は、ある"求人広告"に添えられた言葉です。あなたならどちらを選択しますか？

A「今すぐあなたの実力を発揮できる環境です。さあ、結果を出してください」
B「患者さんの健康が喜びです。じっくり長くお付き合いください」

この2つのパターンの言葉を細かく分析すると、
A「今すぐ」「さあ」＝主体行動型　「実力を発揮」「結果」＝物質タスク重視型
B「じっくり長く」＝反映分析型　「喜び」「お付き合い」＝人間重視型
といった形に分類されます。添えられた言葉に応じて人はそれぞれ反応しますので、このような求人広告を出す場合にもこの知識が役に立ちます。まとめると、
率先して行動を起こし、結果を出せる人材を求める場合はA
人の感情を大切にし、じっくり仕事と向き合う人材を求める場合はB
が有効です。

表1-1 「LABプロファイル®」のパターン1

（文献1より引用改変）

主体性	**主体行動型 ➡ P.12** すぐに行動に移す。主体的に行動してから考える
	反映分析型 ➡ P.12 物事をじっくり考え、状況を理解してから行動に移す
価値基準	向かっていくまたは避けようとするもの。 正しい／間違っている、良い／悪い、適切／不適切を判断する基準
方向性	目的志向型 目標を達成することに焦点が置かれる
	問題回避型 問題を発見し、回避し、解決する能力が優れている
判断基準	**内的基準型 ➡ P.13** 自分の中に判断基準があり、自分で決定したいと考える
	外的基準型 ➡ P.13 周りからのアドバイスを尊重し、周りの人に判断を委ねる
選択理由	オプション型 絶えず新しい方法や別の選択肢を見つけ出そうとする
	プロセス型 既存のプロセスやスケジュールに沿って仕事をするのが得意
変化相違対応	同一性重視型 長期の安定を求める。既存のものとの共通点に意識がいく
	進展重視型 持続的な変化や進展を求める
	相違重視型 劇的な変化や革新を好む。相違点に意識がいく
	進展相違重視型 進展重視型と相違重視型の両方のパターンを持つ

モチベーションに影響を与える動機づけの特徴となる6カテゴリー13パターン。今回解説するのは、主体性（主体行動型・反映分析型）と判断基準（内的基準型・外的基準型）。

表1-2 「LABプロファイル®」のパターン2

右上<small></small>（文献1より引用改変）

スコープ	**全体型➡P.14** 物事の全体像をざっくりと把握しようとする
	詳細型➡P.14 細かいところまで正確な情報を提供してほしいと考える
関係性	内向型 言葉そのもの、話の中身そのものを重視する
	外向型 言葉以外の表情や振る舞いを重視し他人の感情に気を配る
ストレス反応	感情型 物事に感情的に反応する。芸術性、創造性を必要な仕事が得意
	チョイス型 自分の意思で感情をコントロールできる。共感するのが得意
	冷静型 日常的ストレスで感情的にならない。合理的・理性的判断が得意
連携	個人型 個人で全責任を持って、単独で行動することを好む
	近接型 人とかかわりながらも自分のテリトリーを求める
	チーム型 他人と責任を分かち合うことで効率よく行動する
システム	**人間重視型➡P.15** 人とかかわる仕事、人の感情を重視する仕事をしたい
	物質タスク重視型➡P.15 仕事を完遂させること、アイデア、ツール、システムを重要視する

　また、とても大事なことですが……人という生き物は非常に複雑です。た
とえば、仕事に対して"まずはやってみよう"とすぐに取り組む人（主体行動
型）が、恋愛においてはなかなか行動に移すことができず考え込んでしまう
場合（反映分析型）もあります。

<small></small>

<small></small>

<small></small>

ルール	自分型	ルールをよく理解し、他人にも従うように主張できる
	無関心型	自分のルールを他人に押し付けず、他人のルールに従わない
	迎合型	自分が属する集団のルールに従うことができる
	寛容型	ルールは理解しているが、それを強制することには躊躇する
知覚チャンネル	視覚型	見て、決める。ビジュアル重視
	聴覚型	聞いて、決める。話し合い重視
	読解型	読んで、決める。ドキュメント重視
	体感覚型	自分が行動し、体感してみて、決める。習うより慣れろ
納得モード	回数重視型	何度も繰り返して、決める
	直感重視型	少しの情報から自動的に素早く判断する
	疑心型	なかなか納得しない。その都度データの一貫性を重視する
	期間重視型	一定の期間吟味して、決める

パフォーマンスに影響を与える行動上の特徴となる8カテゴリー24パターン。今回解説するのは、スコープ（全体型・詳細型）とシステム（人間重視型・物質タスク重視型）。

　この項では、歯科治療を受ける患者さんと治療者側との関係において各パターンについて述べたいと思います。何より、「LAB プロファイル®」による分析はけっして人としての優劣を決めるものではありません。より上質な言語コミュニケーションを実現させるための知識です。

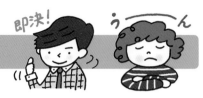

例1 主体行動型と反映分析型

主体行動型

あまり考えずに行動する。行動することでモチベーションが上がる。

反映分析型

物事をじっくり考え、分析し状況を把握してから行動する。検討することでモチベーションが上がる。

　修復治療について説明する場面を想定してください。修復法をすぐに決めることができるのは「主体行動型」です。ゆっくり考え、検討する時間が欲しいのが「反映分析型」です。

❶ 見極めるには

● 修復治療の説明や提案に対し、すぐに明確な考えを述べたり答えたりできる

➡主体行動型

● 修復法を考え込んだり、「家族に相談したい」「今すぐに決められません」と慎重に対応し検討しようとする

➡反映分析型

❷ 効果的な言語の使い方

主体行動型

「では、さっそく日時を決めましょう」

「まず、この治療から始めます」

※治療の進行が遅れることにイライラするかもしれません。

反映分析型

「ご家族の方にも相談されて、ゆっくり決めてください」

「この資料を参考にしてじっくりお考えください」

※回答をせかされると用心深くなるかもしれません。

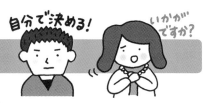

例2　内的基準型と外的基準型

内的基準型

自分の内側にある基準に基づいて、自ら判断を下す。

外的基準型

周囲からの意見を尊重し、判断を委ねる。周囲のフィードバックを必要とする。

　歯間ブラシの使用を勧める場面を想定してください。使用するかどうかを自分で決定したいのが「内的基準型」であり、勧められたとおりに従い、それがうまくできているかどうか評価を求めるのが「外的基準型」です。

---

❶ 見極めるには

「ご自身でプラークコントロールができていると思われますか？」と質問します。

● 「いや、できていないと思います」あるいは「はい。できていると思います」と、自分の考えを返答する

➡内的基準型

● 「どうでしょうか？」「できていないところがありますか？」とフィードバックを求める

➡外的基準型

---

❷ 効果的な言語の使い方

内的基準型

「歯と歯の間のプラークコントロールには歯間ブラシが必要不可欠ですが、使用されますか？」

「ご自身が歯間ブラシの必要性を理解されていますので、このサイズをお渡ししましょうか？」

※「歯間ブラシを使ってください」といった、自分で決定できないような言い方には、モチベーションが上がらないかもしれません。

外的基準型

「歯と歯の間のプラークコントロールには歯間ブラシが必要不可欠ですので、必ず使ってください」

「みなさん歯間ブラシの効果を実感されています。このサイズをお使いください」

※「歯間ブラシを使われますか？」といった、判断を仰ぐような言い方には「どうしたらいいですか？」と反応されるかもしれません。

例3 　全体型と詳細型

全体型

物事の全体像をざっくりと把握しようとする。詳細になると理解しにくいと感じる。

詳細型

細かい情報が欲しい。全体的にざっくりした情報では足りないと感じる。

　歯周病の進行について説明する場面を想定してください。「全体型」には、簡潔で短い説明が受け入れられますが、長い説明は受け入れられません。「詳細型」には、詳しくたくさんの情報を提供しなければ理解が得られず、大まかな説明では説明されていないと感じられてしまいます。

❶ 見極めるには

この両者の違いは、問診票の記入状況や、歯周病の自覚症状や既往歴に関する質問への回答などに表れます。

●症状について「痛み」「腫れ」など簡潔に記入している。ざっくりと短く回答する
➡全体型

●部位や自覚症状、過去の既往歴など細かく記入されている。細かなことを長々と回答する
➡詳細型

❷ 効果的な言語の使い方

全体型

歯周病とはどんな病気なのかざっくりと説明し、簡潔に治療方法を伝えます。
※長々と細かな話をすると、かえって理解が得られないかもしれません。

詳細型

病状や治療法を詳しく説明し、さらに「ご質問はありませんか？」と念を押します。
※簡潔な説明では不足を感じ、不満に思われるかもしれません。

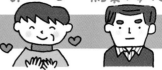

例4　人間重視型と物質タスク重視型

人間重視型

人との関係性や感情を重視する。

物質タスク重視型

結果や成果を重視する。

　定期的なメインテナンスが必要なことを説明する場面を想定してください。感情に訴え、長く続く関係性を大事にしたいと伝えて反応があるのが、「人間重視型」です。一方、「物質タスク重視型」には、定期的なメインテナンスによって歯周病の進行が抑制され、新たな問題にも早期に対応できるメリットを伝えると効果的です。

---

❶ 見極めるには

「治療が終わりました。お疲れ様でした。いかがでしょうか?」といったように、治療が終了し、どのように感じているかを質問します。

● 「ありがとうございます。お世話になりました」と感情を込めて回答する

➡人間重視型

● 「はい。治療が終わってよかったです」と結果に焦点を当てて回答する

➡物質タスク重視型

---

❷ 効果的な言語の使い方

人間重視型

「○○さん、治療が終わってよかったですね。しっかり噛めるようになりましたので食事も楽しみですね。○○さんには、また新しいむし歯ができてしまったり歯周病が再発して、痛んだり、再びつらい治療を受けてほしくないです。ぜひ、メインテナンスを受けていただきたいと思います」

※物質タスク型では、感情などにフォーカスされると逆にイライラしてしまう時があります。

物質タスク重視型

「治療が終了しました。再発予防のため、メインテナンスを受ける必要があります」

※人間重視型では、感情をともなわない冷たい印象になってしまいます。

いかがでしょうか？　この本を読んでいただいている皆さんもご自分に照らし合わせたり（内的基準型）、分析したり（外的基準型）、「LABプロファイル®」のパターンに興味をもたれたのではないでしょうか？　今すぐに実践してみようと思われた方（主体行動型）も、もう一度じっくり読んで参考になる本を探そうとされる方（反映分析型）もいらっしゃるかもしれません。

　言語コミュニケーションに苦手意識があった方には自信がついてきましたか（人間重視型）？　メインテナンスを定着させることもできますね（物質タスク重視型）。

＊

　講演会での聴き手や書籍などの読み手など、対象が複数の場合、そこには多様なパターンが存在します。演者や著者は、自分のもつパターンだけではなく、あえて異なる多様なパターンを用いることによって、より多くの方々のモチベーションがアップしたり、理解を得やすくなったりします。

　大事なことは、相手のパターンに寄り添った言語を使うことです。

　ぜひ、参考にしてみてください。

話を組み立てる基本の法則「ユニバーサル4Mat」

　次にご紹介する「ユニバーサル4Mat」は、説明じょうずになるための "脳のはたらき" を考慮した、"言語の使い方と話の流れ" によって "関心を惹きつける方法" です。**表1-3** のように、4つの項目に当てはめて話を組み立てます。

　ここで大切なことは、「伝える目的」と「誰に伝えるのか」を明確にしておくことです！「伝える目的」は、「何を」「なぜ」伝えたいのか？であり、**表1-3** にそって相手に伝えます。「誰に伝えたいのか」は、性別・年齢・立場・状況・症状とその背景（医療現場では）など対象をはっきりさせることで、これは医療面接をつうじて相手から情報を収集します。次ページからその例をいくつかお見せします。

表1-3　ユニバーサル4Matの要素

❶ Why?
ここでは、「なぜこの話をあなたにするのか？」という伝える理由を明確にします。

❸ How?
それは「どのように」するのか（どのような手順か）を順序だててわかりやすく説明します。

❷ What?
それは「何なのか？」を的確に伝えます。

❹ If?
もし、「それが得られたら」結果としてどのようなことが得られるかを相手がイメージできるように複数伝えます。

ちょっとヒント

　冒頭の「次にご紹介する『ユニバーサル4Mat』は、説明じょうずになるための "脳のはたらき" を考慮した、"言語の使い方と話の流れ" によって "関心を惹きつける方法" です」という文章も、まさに**表1-3**を簡単に応用しています。

❶ Why?＝説明じょうずになるため

❷ What?＝"脳のはたらき" を考慮した

❸ How?＝言語の使い方と話の流れ

❹ If?＝関心を惹きつける

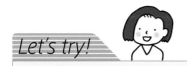

実際のシチュエーションで ユニバーサル4Matを使ってみよう

例1 唾液検査について患者さんに説明する

対象：Aさん
- 35歳女性
- 事務職（PC作業が主）
- 夫・5歳の男児との3人家族
- プラークコントロールは良好だが、う蝕が多発し処置歯が多い
- 処置歯18本/28本、欠損3本/28本
- プラークコントロール習慣：2～3回／日（フロス・歯間ブラシも使用）
- 歯周病なし

❶ Why?（なぜこの話をあなたにするのか）

「Aさんには、きちんと歯磨きをしているにもかかわらず、次々にむし歯ができてしまう原因を明らかにする "唾液検査" について説明させていただきます」

❷ What?（それは何なのか）

「唾液検査では、Aさんの唾液を採取して、唾液の量や質、むし歯の原因になる菌を調べます」

❸ How?（それはどのようにするのか）

「まず、ガムを5分間噛んでいただき、唾液の分泌量を測定し、酸性度を調べます。そして、採取した唾液を2～4日培養して、2種類の細菌の量を調べます」

❹ If?（結果としてどのようなことが得られるのか）

「唾液の分泌量が少ない場合は、唾液を増やす対策が必要です。また、唾液が酸性傾向にある場合、歯を脱灰させないように再石灰化の対策を積極的にします。そして、細菌量が多い場合は原因である細菌を減らし、お子さんに感染させないように注意が必要です」

「このように、唾液検査によってむし歯の原因を調べることで、より効果的な予防ができるようになります。ぜひ、この検査を受けてください」

唾液の分泌量を増やすことについて患者さんに説明する

対象：Bさん
- 50歳男性
- 唾液分泌量0.3mL／分
  ※唾液分泌は運動唾液0.7mL／分以下で減少傾向にあると判断する
- 唾液検査結果：デントバフ Strip 緑、デントカルト SM Class 1・LB Class 1

- 口腔内所見：処置歯15本／27本、7欠損
- 歯周病初期（歯周基本治療終了）
- 既往歴：45歳で胃潰瘍を発症したが、通院服薬治療により現在は完治。服薬なし

---

❶ Why?（なぜこの話をあなたにするのか）

「唾液検査の結果、Bさんは唾液の分泌量が少なく、むし歯になる危険性が高いことがわかりましたので、唾液の分泌量を増やす対策について説明させていただきます」

---

❷ What?（それは何なのか）

「唾液には、飲食時に酸性に偏ったお口の中を中性に戻す作用があり、リンやカルシウムが含まれていて、歯の表面を強くする作用があります」

---

❸ How?（それはどのようにするのか）

「まず、顔にある3つの大きな唾液腺を刺激しましょう。親指で下のあごの裏、人差し指と中指で耳たぶの裏の下を押すようにしてマッサージします」
「そして、唇を閉じて、舌の先でほうれい線を押し上げるようにしてぐるぐる回しましょう」

---

❹ If?（結果としてどのようなことが得られるのか）

「このようにして唾液が増えることで、むし歯が予防できますし、食事の時には味や香りを感じやすくなり、飲み込みもスムーズになります。消化も良くなって、口臭も気にならなくなりますよ」
※過去に胃潰瘍に罹患された経験から、唾液の湿潤作用や消化作用についても「得られる結果」として加えています。

＊

　いかがでしょうか？　短時間でも理解しやすい説明になっていると思いませんか？

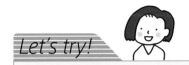

ユニバーサル4Matをうまく使うコツ

だらだら詳しく説明しても理解は得られません

たとえば、「②What?」を話しながら、再度「①Why?」を織り交ぜて説明すると、混乱してしまい相手にとっても理解しにくくなります。

「①Why?」から「④If?」までは一方通行とし、それぞれを簡潔にすることが大事です。

指を使って覚えましょう

たとえば、右手の親指が「①Why?」、人差し指が「②What?」、中指が「③How?」、薬指が「④If?」といった具合に、説明の順序を指でたどりながら話すと、自分自身の混乱を避けることができます。筆者もこのように指を使って覚えました。

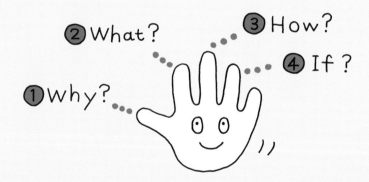

それぞれの文頭に決まった言葉を入れましょう

以下のように決まった言葉を入れることで、文章がはっきりするとともに、「言い忘れ」がなくなります。

①Why?:「なぜ、この説明をするのかといいますと……」
②What?:「それは何か(どのようなものか)といいますと……」
③How?:「順序だてて(手順を)説明しますと……」
④If?:「その結果……」

言語コミュニケーションに よくある“落とし穴”とは?

　言語コミュニケーションには、落とし穴があります。それは「省略化」「歪曲化」「一般化」の3つです。まず、下記のような歯科医療者の説明に対し、患者さんが何をどう記憶するか、家族に報告する場面を考えてみましょう。

歯科医療者側の説明

「Aさん、あなたが痛みを訴えていらっしゃる右下の第一大臼歯は、根の先まで割れてしまっていることがレントゲンからわかりました。すでに数年前に根の治療が施されて金属が被せられており、根の周りに炎症があるため、痛みを感じます。残念ですが、保存するのは難しく、抜歯になります。今日は、抜歯の後にどのような治療ができるか説明をさせていただきます」

「抜歯をした歯の両隣に橋渡しをするように歯を被せる『ブリッジ』という治療法がありますが、Aさんの場合、両隣の歯は健康ですので、その歯を削って被せるのはとてももったいないと思います。『一本義歯』は、両隣の歯に掛ける金具が見えますし、食事の後に外して手入れをしていただくのも面倒だと思います。『インプラント』は、顎の骨に歯の根に代わる金属を埋め込み、その上に歯を被せます。両隣の歯を犠牲にすることもなく、今までの自分の歯のようにしっかり噛むことができます。いかがでしょうか? どのような治療をご希望でしょうか?」

患者さんの受け取り方

❶ 省略化
「歯が痛いのは抜歯しなきゃいけないと言われた」
抜歯に至る原因や理由が省略されています。

❷ 歪曲化
「絶対にインプラントが良いと勧められた」
他の治療法について説明されたことは認識されず、「絶対に」と事実を歪曲化します。

❸ 一般化
「最近はどこの歯科医院でもインプラントを勧める」
他の歯科医院の診察を受けていなくても、「どこの歯科医院でも」といった具合に事実を一般化します。

患者さんあるある　こちらの話は伝えたとおりにすべてが伝わらない

　欠損歯のある患者さんに「ここの歯はどうして失ったのですか?」と質問しますと、「抜かなきゃいけないって言われた」と答える方が多いです。医療者側としては、抜歯に至った原因を知りたいのですが、その原因を忘れてしまっていたり（省略化）、「私は抜きたくなかったけれど、抜かれてしまった」と、歪曲化（事実と異なる認識）によって被害者意識をもっている場合があります。さらに、「最近はどこの歯科医院でもインプラントを勧めるってみんな言っていますよね」と、「どこの歯科医院でも」「みんな言っている」と、普遍的、あるいは一般的であるように捉えられていることがよくあります。

*

　こうした落とし穴によって、誤解や不調和が生じてしまいます。言語コミュニケーションにおいて、たとえ悪気がなくとも、無意識的に情報すべてが言語化されず認識されないことを理解しておくことが大事です。相手の話の中にこの落とし穴が見られるだけではなく、場合によっては自分もそのような落とし穴を作ってしまっているかもしれません。

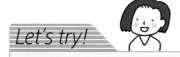

Let's try!

言語コミュニケーションの落とし穴を
回避するためには、質問が効果的!

　では、どうすればこの問題を回避することができるか。たとえば、下記のように質問をすることによって、無意識に省略してしまったことや自己の思い込みに気づくことができます。

「抜歯に至った原因は何でしょうか?」
「インプラント以外の治療方法や選択肢は説明されましたか?」
「セカンドオピニオンを受けますか?」
「インプラント治療についての詳細な情報は聞きましたか?」

患者さんから情報を引き出す
じょうずな質問のしかた

　質問には、「オープンクエスチョン」と「クローズドクエスチョン」があります。

　オープンクエスチョンはYesかNoで回答できない質問で、質問された相手が自由に回答できるため、会話の幅を広げる効果があります。一方、クローズドクエスチョンはYesかNoで回答できる質問で、明確な回答が得られやすいものです。

　初対面の方や、会話に苦手意識をもつ方に対してオープンクエスチョンで始めるとどうしてもなじみにくいので、まずはクローズドクエスチョンで回答を引き出してから、オープンクエスチョンで詳細な会話に発展させていくと良いでしょう。

会話例

DH 「抜歯になったのは、歯が割れてしまったからですか?」

　　クローズドクエスチョン

患者「はい」

DH 「歯が割れてしまったのですね。残念でしたね」

　　「この後の治療方法についてどのような説明がありましたか?」

　　オープンクエスチョン

患者「インプラントが良いと言われました」

DH 「インプラント以外の治療法についても説明がありましたか?」

　　クローズドクエスチョン

患者「はい」

DH 「どのような方法を説明されましたか?」

　　オープンクエスチョン

患者「ブリッジや、一本義歯について聞きました」

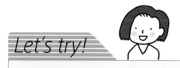

患者さんに安心して
心を開いてもらう場をつくろう

　大事なことは、患者さんにとって「言いたくても言い出せなかった」という場をつくらないことです。患者さん自身が苦痛をともなうことを想像したり、治療費の支払いなどの不安や心配が増大したりしないように、医療者側として患者さんが安心して自己開示できる場を提供することが重要です。そのためにも、できる限り早急に信頼関係を構築することが求められます。ここでは、そのポイントを7つご紹介します。信頼関係を築くのは、早ければ早いほど効果的です。

---

❶ 観察（相手、そして自分をも観察する）

　相手を知るためには、まず「観察」が重要です。特に相手の"感情の変化"を見逃さないように心がけます。米国の心理学者ポール・エクマン博士による感情と表情の先駆的な研究によると、感情と表情は万国共通であり、その表情はわずか0.2秒で変化すると言われています[2]。表情の一瞬の変化を見逃さないように観察することで、感情の変化に気づくでしょう。

　また、身振り手振りの行動や言動にも注意を払います。たとえば、待合室にいる患者さんを観察した際、ゆったり座って本を読んでいる方はリラックスしているでしょうし、浅く腰掛け背筋を伸ばして一点を見ている方は緊張感が高いでしょう。声かけの時の反応や表情、診療室への移動のしかたからもさまざまな情報が得られます。会話における姿勢や口調にも感情が表れます。

　さらに、相手だけではなく、自分自身をも客観的に観察できるようになれば上級者です。疲れていたり、他に気がかりなことがあると集中できなかったり、苦手な患者さんには緊張感が高くなって表情がこわばったり、自分に自信がないと話すテンポが速くなったりします。

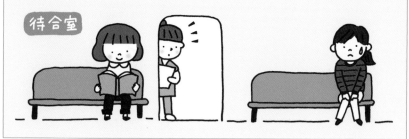

待合室

❷ ミラーリング

鏡に映すように、相手と同じような姿勢や手振り身振りをまねることで親近感を得ることができます。あくまでも自然にできるようになると効果的です。

患者さんあるある　こちらの話に目をつむり、無関心を装う人

この場合も、鏡に映すように同じように振る舞うことで親近感をもたせます。患者さんが目をつむって「話を聞きたくないモード」に入っているときに、一生懸命話しかけて注意を引こうとするのは逆効果です。したがって、こちらも話しかけません。あなたが不安になったり焦ったりする必要はありません。

また、話す（伝える）べきことがある時は、「**今からあなたにとって大切な話をします**」と、前置きをして注意を引きます。"あなたにとって大切な話"と伝えることで、相手も無視できなくなり、こちらに意識を向けてくれるでしょう。

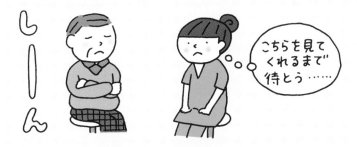

❸ ペーシング

ペーシングとは、相手にペース（歩調・速度）を合わせることです。ゆっくり話す方にはゆっくりと話します。親しげな方には親しく振る舞い、毅然とした態度の方には毅然とします。ミラーリングと合わせて用いると効果的です。

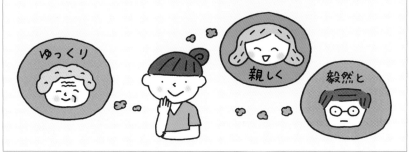

❹ バックトラッキング（オウム返し）

　相手が使う言葉の一部を同じように繰り返します。同じ言葉が再度耳から聞き取れることによって、とてもよく話を聞いてもらっているという実感がもてます。長い話の場合は、内容を要約して繰り返すことも効果的です。

会話例

患者「右の下の奥から2番目の歯が痛みます」

DH　「奥から2番目ですね」

患者「このような痛みは初めてで、昨夜は眠れなくて辛かったです」

DH　「それはお辛かったですね……」

患者「約3年前にこの前歯の神経を治療してセラミックを被せたのですが、歯ぐきが腫れてきました。痛みはあまり感じませんが、ぶよぶよして歯ブラシを当てると痛いですし、出血もあります。先日、友人が歯周病にかかって、同じように歯ぐきが腫れたと言っていましたので、私も歯周病かもしれないと心配なんです」

DH　「**3年前に被せたのですね。ご自分も歯ぐきが腫れて歯周病ではないかと心配なのですね**」

❺ 傾聴

　相手に敬意をもった姿勢で、話に耳を傾けます。パソコンに向かいながらなど、他の作業をしながらの会話では信頼関係は構築できません。患者さんが抱える不安や辛さなどの心情を思いやりながら話を聞くことで、安心感をもってもらえるでしょう。

患者さんあるある　話が延々と続いてしまう人

　話好きな患者さんや、長年メインテナンスに通われている患者さんだと、親しくなって延々と話が続いてしまうことがあります。いくら傾聴が大事とはいえ、施術時間が無くなって予約時間を超過してしまっては、他の患者さんに迷惑をかけてしまいます。そんな時は、「**お話ありがとうございました**」「**私の仕事をさせてください**」など、話を中断する声かけをすることも必要です。

❻ 共感（と専門家としての見識）

　相手の身になって考えるということです。相手の感情に寄り添ったうえで「なるほど、わかります」という姿勢を見せます。

　ただし、ここで大切なことは、すべて共感すれば良いというわけではなく、私たちはあくまでも専門家であり、その見識をもつということです。たとえば、歯周病が進行して前歯がフレアアウトしてしまった患者さんが、欠損した臼歯の治療を拒んで前歯だけの治療を望んだ場合、専門家としてなぜ前歯が開いてしまったのか原因を解説し、歯周治療と臼歯の再構築治療が大切であることを伝えなくては、健康な口腔を獲得することはできません。共感するとともに、専門家としての見識を理解してもらうように伝えることが重要です。

❼ 自己重要感（承認欲求）を満たす

　ひとは誰でも、自分の存在価値を認めてほしいという欲求を潜在的にもっています。その欲求を満たすことで、「あなたに会えてよかった」と思ってもらえるでしょう。そのためには、ほめる・認める・労うこと、そしてそれを言語にして伝えることが重要です。心で思っているだけでは伝わりません。必ず言語化することです。

例
● 予約時間どおりに来院（＝あたりまえのことだけれど）
　「時間通りに来ていただき、ありがとうございます」と感謝の気持ちを伝える
● 雨の中を来院
　「足元が悪い中、大変でしたね」と相手の苦労を認める
● プラークコントロールができていない
　できているところを探して、「ここはきれいになっていますね」と必ずほめる
● 歯間ブラシを使っていない
　「使い方は理解していらっしゃる」と認める
● 長時間の治療を終えて
　「お疲れさまでした。がんばってくださいましたね」と労う

実際には、自己重要感を満たす言語化に慣れていない人が多いのが現実です。それは、自己重要感を満たされない人生を送ってきてしまったことでもあります。周囲に満たしてくれる人たちがいなくて満たされたことがなく、満たす方法がわからないから満たすことができない。このようなスパイラルに陥ってしまっていることに気づいたら、勇気を出して、周囲の方々に積極的に「満たす声かけ」をしましょう。また、どのような声かけができるか、スタッフ間で「その人の良いところを探して言語化する練習」をしましょう。

患者さんあるある　患者さんから「怒る歯科衛生士さん」と言われる

筆者は若い時から、患者さんに「怒る歯科衛生士さん」と言われ、施術後の受付では「今日の人は怖かった」と言われていました。一生懸命に患者さんのことを考えて、さまざまなことを伝えても、その伝え方次第で"怒られた"と被害者意識をもたれてしまいます。嫌われてしまっては、次にお会いすることはできないかもしれません。しかし、時には禁煙や生活習慣の改善などの厳しいアドバイスも必要です。

そういう時は、なぜその話をするのか、お互いに「目的」を再確認します。**「私が厳しくお伝えするのは、○○さんに健康になってほしいからです」**と、患者さんの眼を見て話しましょう。この言葉を伝えるようになってから、筆者は「厳しい歯科衛生士さん」に格上げされました。

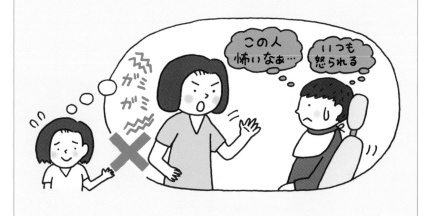

第 2 章

最新の病因論や知識をベースに

チェアサイドで伝える&確認する疾患と生活習慣

う蝕と歯周病の病因論について、研究の進歩とともに以前の考えからどんどん変わっています。比較的新しいキーワードである「生態学的プラーク仮説」「口腔常在菌の動態変化」「レッドコンプレックス」「高病原性バイオフィルム」「マイクロバイオーム」「歯周病のグレード修飾因子」などを理解していますか?　こうした新しい病因論や、関連する全身疾患の知識を理解することで、患者さんに伝えるべきこと、確認するべきことが明らかになってくるでしょう。

う蝕&歯周病の新しい病因論について、簡単におさらい

❶ 私たちの身体で細菌は共生している

　私たちの身体には100兆個を超える細菌が存在すると言われています[3]。細菌をざっくり大きく分類すると、身体に有益な「善玉菌」と不利益な「悪玉菌」、そして、普段は活動的ではないけれど優勢な菌に味方する「日和見菌」の3つになります。これらの菌が代謝や消化などを整えることで私たちは生きており、無菌状態で生きることはできません。しかし、その共生関係が崩れた時に病気が発症するようになります。

　健康な身体の脳、心臓、腎臓、胎児のいる子宮内は細菌が入り込めない無菌エリアであるため、分娩時の産道で初めて赤ちゃんの口腔に細菌が入ると考えられています（初めて口に入る菌をミュータンス菌と誤解している方が多いのですが、ミュータンス菌は歯に定着するため、萌出前の口腔には定着しないと考えられています[4, 5]）。

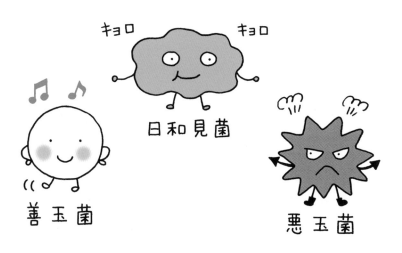

❷ う蝕の新しい病因論「生態学的プラーク仮説」

う蝕の発症を簡単におさらいすると、
①歯の表面に唾液由来のタンパク質ペリクルが付着する
②ペリクルを足場にして付着した菌（主にミュータンス菌）がネバネバした菌体外多糖（デキストラン・フルクタン）を産生する
③そこにさまざまな菌が付着し、主にショ糖を分解して酸を産生する
④酸によって歯質が脱灰しう蝕が進行する

という流れになります。

ちょっと注意していただきたいのが、う蝕とう窩の定義です。「う窩」は「う蝕」という疾患が進行した結果であり、う窩ができる前の初期病態から含めた疾患をう蝕といいます。

プラークをひとつの生態系と捉えて、口腔疾患の原因を理解するという考え方が「生態学的プラーク仮説」です。これがう蝕の新しい病因論です。

う蝕の発症にはミュータンス菌やラクトバチラス菌などの特定の菌種が関与していると考えられてきましたが、近年になって、口腔常在菌の「動態変化」に影響されることがわかってきました[6]。

口腔常在菌には酸に強い菌と弱い菌があり、弱い菌は酸によって脆弱化します。酸に強い菌は、ショ糖を含む発酵性炭水化物の摂取が増えるとその割合が増えます。この酸に強い菌が酸を産生し、歯のミネラルが失われることで、脱灰が進行します。つまり、局所環境の変化によって常在細菌叢の自然バランスが変化した結果、う蝕になると考えられるようになりました。

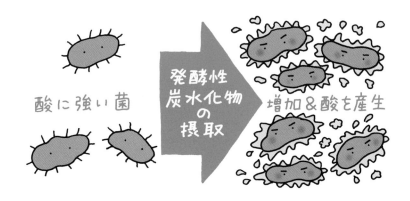

❸ 歯周病の新しい診断分類

　2017年に欧州歯周病学会と米国歯周病学会が合同で開催した学会でまとめられた歯周病の新しい診断分類では、「侵襲性歯周炎」「慢性歯周炎」の分類がなくなり「歯周炎」としてまとめられました。

　また、新しく「ステージ」と「グレード」による分類に変更されました（表

表2-1　歯周炎のステージ

（文献7より引用）

歯周炎のステージ		ステージⅠ	ステージⅡ	ステージⅢ	ステージⅣ
重症度	歯間部のもっとも大きなCAL	1〜2mm	3〜4mm	5mm以上	5mm以上
	エックス線画像上の骨吸収	歯根長$\frac{1}{3}$未満（15％未満）	歯根長$\frac{1}{3}$未満（15〜33％）	歯根長$\frac{1}{3}$を超える	歯根長$\frac{1}{3}$を超える
	歯の喪失	歯周炎による喪失なし		歯周炎により4本以内の喪失	歯周炎により5本以上の喪失
複雑度	局所	● 最大プロービングデプス4mm以内 ● 主に水平性骨吸収	● 最大プロービングデプス5mm以内 ● 主に水平性骨吸収	ステージⅡに加えて ● 最大プロービングデプス6mm以上 ●3mm以上の垂直性骨吸収 ● 根分岐部病変2〜3度 ● 中程度の歯槽堤の欠損	ステージⅢに加えて、複雑な口腔機能回復治療を要する以下の障害 ● 咀嚼機能障害 ● 二次性咬合性外傷（動揺度2度以上） ● 重度の歯槽堤欠損 ● 咬合崩壊 ● 歯の移動 ● フレアアウト ●20本以下の歯（10対合歯）の残存
範囲と分布	ステージに記述を加える	それぞれのステージにおいて拡がりを、限局型（罹患歯が30％未満）、広汎型（同30％以上）、または大臼歯/切歯パターンかを記載する			

2-1、2）。「ステージ」とは、どの程度の治療が必要なのか（たとえば、歯周外科の必要性の有無）を示した分類であり、「グレード」はその治療に対してどの程度組織が反応し治癒する可能性があるのかを示した分類になります。

グレードの修飾因子のリスクファクターとして、「喫煙」と「糖尿病」が入ったことから、この2つについてチェアサイドからどのような対応をすればよいのか、後で詳しく解説したいと思います（P.39〜48、P.50〜53）。

表2-2 歯周炎のグレード

（文献7より引用）

歯周炎のグレード			グレードA：遅い進行	グレードB：中等度の進行	グレードC：急速な進行
主な基準	進行の直接証拠	骨吸収もしくはCALの経年変化	5年以上なし	5年で2mm未満	5年で2mm以上
		骨欠損（％）／年齢	0.25未満	0.25-1.0	1.0以上
	進行の間接証拠	症例の表現型	バイオフィルム蓄積は多いものの、組織破壊は少ない	バイオフィルム蓄積に見合った組織破壊	バイオフィルムの蓄積程度以上に組織破壊；急速な進行and/or早期発症を示唆する臨床徴候（例：大臼歯/切歯パターン、標準的な原因除去療法に反応しない）
グレードの修飾因子	リスクファクター	喫煙	非喫煙者	喫煙者1日10本未満	喫煙者1日10本以上
		糖尿病	血糖値正常／糖尿病の診断なし	HbA1c 7.0未満の糖尿病患者	HbA1c 7.0以上の糖尿病患者

甘いもの以外でも、う蝕に なりやすい飲食習慣に気づくには

　う蝕予防にあたって、患者さんにはプラークコントロールの必要性を理解してもらうとともに、P.31でご紹介したようにう蝕の発症には発酵性炭水化物もかかわっているため、これを摂取することによる影響についても理解してもらうよう指導する必要があります。というのも、「むし歯の原因になる食べ物＝甘いもの」という認識が根付いているため、「甘くなければ大丈夫」だと思い込んでいる人も多いからです。

　また、「習慣は自動的に行われるもの」でもあり、継続する可能性が高くなります。そして、飲食はとてもプライベートなものであり、健康観や価値観が反映されるものでもあります。患者さんが自己開示できるように信頼関係を早期に構築し（第1章P.24～28参照）、情報収集しましょう。そのうえで、**表2-3**のような習慣がみられたら要注意です。

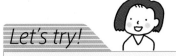

Let's try!

飲食習慣に関する 情報収集のための質問をしよう

　「甘いものは食べますか？」とか「一日に何回食べますか？」というようなあいまいな質問のしかたでは本当に欲しい情報を収集することはできません。以下のように、飲食物や摂取方法、摂取する場面について、患者さんが具体的に答えてくれるような問いかけをしましょう。

質問例
「仕事中コーヒーや紅茶を飲みますか？　何をどのように飲みますか？」
「お酒を呑む習慣はありますか？　何をどれくらいの時間呑みますか？」
「のどが渇いた時には何を飲みますか？　どれくらいの頻度で飲みますか？」
「小腹が空いた時には何を食べますか？」
「のど飴や飴は常備していますか？」

表2-3 う蝕を発症しやすく気づきにくい飲食習慣

これらを飲食する際に共通することは、一度に飲食するのではなく、少しずつ何度も長時間にわたって摂るため、口腔内の酸性度が強くなることである。ポテトチップスやスナック菓子は発酵性炭水化物の代表的なものであり、酸に強い菌を育てる原因にもなるので要注意。

コーヒーや紅茶に砂糖やミルクを入れて、少しずつ飲む

たとえば、パソコンの横に置き、数時間かけて少しずつ飲むなど

毎日の晩酌

たとえば、帰宅後から就寝時までハイボールやワインを呑みながら過ごす。特に炭酸水はたとえ甘味料が添加されていなくともpHが低い

ポテトチップスやスナック菓子

テレビや映画を観ながら、あるいはネットサーフィンをしながらつまむ習慣が多い。何より、甘くないので大丈夫だと認識されている場合が多い。特にポテトチップスは芋が原料であり、野菜だと思われていることもあるが、歯に付着し口腔に残留する時間が長いため要注意

のど飴

嗜好品としての飴というよりも、医薬効果が高く必需品だと思われていることが多い

黒酢や酢生姜

「血管を柔軟にする効果がある」と健康番組で取り上げられ、実践している方も多い。食事の時に一緒に摂るなど、単独で摂取しないように注意が必要

その他

健康的な効能を求めて摂取するドリンク剤やハーブティーなどもpHが低いため、要注意

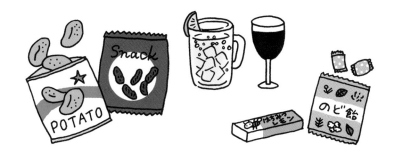

う蝕のリスク因子に注目した
アドバイスのしかた

　唾液検査などによってミュータンス菌・ラクトバチラス菌の量や、唾液の量、緩衝能などを把握した後、皆さんはどのようなアドバイスをしていますか？ただ検査結果だけを伝えても、患者さんを予防に導くことはできません。どうしたら予防できるのか手段や方法を具体的に伝え、実践できるようにサポートしましょう。ここでは、ハイリスクの場合の予防法について、リスク因子別にご提案します。

❶「ミュータンス菌」に注目

　ミュータンス菌はう蝕の発症に大きく関与する菌で、3歳頃までの保育者からの感染によって定着すると考えられています[4,5]。

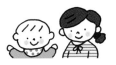

乳幼児や保育者向けの予防法
- 保育者のミュータンス菌を感染させないようにする
  - ▶保育者のう蝕治療とプラークコントロール（ミュータンス菌を減らす）
- 砂糖など糖の摂取時期を遅らせる
- 哺乳瓶にジュースや清涼飲料水などを入れて与えない
- "だらだら食い"にならないように食事とおやつの時間を決め、遊びながら食べないようにする
- 食事時間は最長20分間とし、それ以上の時間をかけない
  （病気でない場合、お腹が空いていたら食べる。食べないのは充分だから）
※口腔や咀嚼嚥下機能の発育や姿勢に注意し、口呼吸にならないようにすることも必要

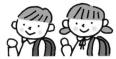

小学生以降の患児向けの予防法
- フッ化物配合歯磨剤の使用
- 定期健診とフッ化物塗布
- ショ糖や発酵性炭水化物の摂取について制限
- 清涼飲料水などの飲用習慣への指導

❷「ラクトバチラス菌」に注目

ラクトバチラス菌は付着能をもっていませんが、う蝕の深部や歯列不正、不適合な修復物など唾液などによって洗い流されにくいところに定着し、脱灰を進行させます。プラークコントロールをしっかり行い、糖や発酵性炭水化物の摂取頻度を控える必要があるでしょう。

❸「唾液分泌の減少」に注目

運動唾液が1分間に0.7mL以下であれば、唾液分泌が低いと判断します。唾液には緩衝作用や抗菌作用、消化作用、リン酸イオンやカルシウムイオンの貯蔵など多くの有益な作用があることを患者さんにも理解していただき、分泌を促すための提案をします。さらに、唾液の緩衝能が低い場合に分泌量を増やすことで改善することもあります。

また、唾液には湿潤作用があり、口腔粘膜に潤いを与え、乾燥を防ぎ、補綴修復物を馴染ませる効果があります。唾液分泌が少ない場合、義歯の使用や調整が困難になることがあります。その場合、ヒアルロン酸を主成分とした保湿剤などの使用を勧めます。

唾液分泌量が少ない人向けの予防法
● 十分な水分摂取
● しっかり咀嚼できる口腔環境を作る
● 咀嚼回数を増やす(1口30回の咀嚼)
● ガムを噛む(10分間噛むと2時間程分泌が高まる[8])
● 唾液腺マッサージ
● "あいうべ体操"や"ベロ回し"
● 音波振動ブラシの使用(振動が血行を促し唾液分泌を高める[8])
● メンタルトレーニング(梅干やレモンなどを口にすることを想像する)

❹「酸性傾向にある唾液」に注目

習慣的に摂取するpHが低い飲食物以外に、胃酸の逆流が影響することで唾液が酸性傾向になります。特に、胃酸はpH1〜2と強酸性であり、健康であれば食道から胃に続く噴門の機能によって胃液の逆流は妨げられますが、噴門の締まりが弱い場合や胃下垂の場合には逆流しやすく胃食道逆流症

となる結果、口腔内の酸性傾向が強くなります。20代や30代など若年者にう蝕が多発している場合に多く見られます。

逆流性食道炎や胃下垂などは、診断されず自覚症状がないことも多く、患者さんにとっても予想外のことであり、こちらの問いかけで初めてう蝕との関連に納得されることがあります。胃下垂の場合、細身の体型の方が多く、たくさん食べても太りにくい特徴があります。

また、三大唾液腺である顎下腺や舌下腺の開口部がある下顎舌側や、耳下腺の開口部に近い上顎臼歯頬側にう蝕や酸蝕が頻発している場合は、唾液が酸性傾向にある可能性があります。

さらに、摂食障害によって嘔吐を繰り返す場合も口腔内が酸性傾向になります。摂食障害は心因性であることが多く、極度の栄養障害や不整脈などを発症し、死に至ることもある治療困難な現代病ともいわれます。専門家の治療を必要とする場合もあり、見逃すことのできない疾患です。

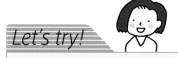

Let's try!

酸性傾向にある唾液の原因を
探るための質問をしよう

　上記にあてはまるような所見・症状がみられたら、患者さんから情報を引き出すために下記のような質問をしてみましょう。全身疾患が関係していることもあるため、場合によっては、歯科だけで判断せず、医科で診てもらうことも必要です。

質問例
「"胃食道逆流症" という診断を受けたことはありますか?」
「胸やけや胃もたれ、ゲップがよく出るなどの自覚症状がありますか?」
「起床時に口の中がすっぱいと感じることがありますか?」
「いびきをかきますか? 睡眠時無呼吸症候群と診断されたことがありますか?」
※詳細は睡眠時無呼吸症候群の項(P.68〜71)で解説
「食事をするとお腹のどのあたりが膨れますか?」
※胃下垂の場合、食後には胃ではなく下腹部が膨れる

歯周病の最大のリスクを除く！
禁煙指導に必要な知識＆アドバイス

　タバコが身体に悪いことを知らない人はいないでしょう。それでも、それでも吸う。

　この欲求の根源を断つよう勧めることに躊躇する歯科医療者が多く、筆者のセミナーなどでも「禁煙指導をしていますか？」との問いかけに約9割の人が「しない」と回答されます。どのように取り組んでいけばよいか、まず喫煙の影響を整理しましょう。

❶ タバコの有害物質とその影響を知る

　タバコの煙にはニコチンに加え、一酸化炭素をはじめとする7,000種類以上の物質が含まれていると考えられています[9]。有害物質として認定されているものは数百種類に上り、そのうち約70種類が発がん物質であると考えられています[9]。なかでも、健康有害性が大きいのがタールとニコチン、一酸化炭素です。

タール：歯に付着するヤニの正体

　タールは一酸化炭素やガス状成分をのぞいた煙の粒子部分の総称であり、ニコチンをはじめとする有害物質や発がん性がある物質を数多く含みます。害獣駆除剤としても使用されるほど毒性が強いものです。

　歯に付着する"ヤニ"の正体はこれです。エアーポリッシャーなどを使用し、除去後には念入りな研磨を行う必要があるなど、なかなかきれいに除去することはできません。

　また、タールは喫煙者だけではなく、喫煙した部屋の壁や天井、家具などに付着・蓄積し、有害物質を放出し続けると考えられています[10]。つまり、喫煙者が吸ったタバコから放出されたタールは、除去されない限り、毒性を与え続けるのです。

ニコチン：歯肉が収縮し黒色に見える原因

ニコチンは末梢血管の収縮と血圧上昇、心拍数を増加させ、強力な血管収縮や気管支収縮作用があります。喫煙者の歯肉が退縮したり、黒っぽい独特な歯肉色になったりする原因は、血管の収縮や退化によるものです。

一酸化炭素：血液中の酸素不足を引き起こす

一酸化炭素は有機物の不完全燃焼で発生するガスであり、無味無臭の気体で極めて毒性が強い物質です。呼吸によって体内に吸い込まれた酸素は血液中のヘモグロビンと結びついて全身に運ばれていきますが、一酸化炭素は酸素に比べて200倍以上もヘモグロビンと結びつきやすい性質を持っています。このため、喫煙によって一酸化炭素を体内に吸い込むと、酸素はヘモグロビンに結びつくことができないため、血液の酸素運搬能力が低下し酸素不足に陥ります。血流が低下することで免疫力が下がりますので、歯周病を改善することができなくなります。

❷ 主流煙と副流煙を知る

主流煙とは喫煙者が吸う煙で、副流煙とは火のついたタバコの先から出る煙です。主流煙に有毒物質が含有しているのはいうまでもありませんが、副流煙は燃焼温度が低く、フィルターを通過しないため、有毒物質が主流煙の何倍も含まれています（表2-4）。

副流煙と喫煙者が吐き出した呼出煙を吸うことを「受動喫煙」と言い、喫煙者よりも同室者のほうが毒性の影響を強く受けます。特に、乳幼児の突然死症候群や肺炎・気管支炎の原因になるといわれています[12]。

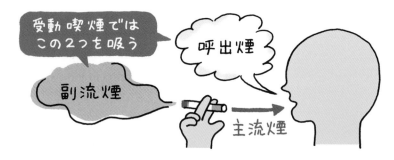

表2-4　主流煙の何倍も有害物質が多い副流煙

(文献11より引用改変)

有害物質	性質	主流煙に対する副流煙の含有量
ニコチン	糖代謝異常・脂質代謝異常	2.8倍
ナフチルアミン	発がん物質	39.0倍
カドミウム	発がん物質・肺気腫	3.6倍
ベンゾピレン	発がん物質	3.9倍
一酸化炭素	血液中の酸素不足	4.7倍
ニトロソアミン	強力な発がん物質	52.0倍
窒素酸化物（NOx）	毒性（呼吸器の粘膜を刺激し、気管支炎などの原因となる）	3.6倍
アンモニア	粘膜刺激・毒性	46.0倍
ホルムアルデヒド	粘膜刺激・せん毛障害・咳反射	50.0倍
タール	発がん物質	3.4倍

タバコの煙に含まれる主要な有害物質・性質と、主流煙に対して副流煙に含まれる有害物質の割合を示したもの。いずれの有害物質も副流煙のほうが多く含まれている。

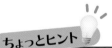

ちょっとヒント

　喫煙者に対して、いきなり禁煙指導を行うのは難しいですし、相手を否定するような声かけをすると、それだけで心を閉ざされてしまうかもしれません。喫煙者には、タバコを吸うためのさまざまな言い分があります。まずは、それを理解しておくと、相手の共感を得る会話ができ、信頼関係を構築するきっかけになります。
　「タバコを吸いたいなぁと思う時ってどんな時ですか?」と質問して、回答によってその後の声かけを工夫してみましょう。

● ストレス発散のため
「ストレスが溜まっているのですね。発散したいですよね」
● ホッとしたいから
「緊張感が高い時があるのですね。ホッとしたいですよね」
● 気分転換のため
「気分を変えないと、やってられない時がありますよね」
● 喫煙者同士のコミュニケーションになるから
「なるほど。場の共有ですか? タバコを吸いながら情報交換ができるのですね」
● やめようと思えばいつでも簡単にやめられる
「なるほど、やめることは簡単なのですね。さすがですね」

患者さんに受け入れられやすい
禁煙指導をしよう

　先述のとおり、禁煙指導をしたがらない歯科医療者も少なくありません。その1つの理由として、「相手の機嫌を損ねる」「どうせ、話は聞いてもらえない」など、話す前から「話す勇気」がないのではないかと思います。しかし、喫煙の影響を患者さんに知らせずに歯周治療を行うのはプロフェッショナルとはいえません。その一方で、喫煙の影響をただ説明するだけでは、患者さんに受け入れてもらえず拒否されてしまうこともあります。

　ここでは、筆者が実際に行っている禁煙へ誘導するコツをご紹介します。

❶ 説明する前に、前置きを入れる

　いきなり説明するのではなく、一言前置きをはさんでから話すようにしましょう。その際、必ず患者さんの名前を入れると、「あなたのための話」と思ってもらえてより効果的です。

前置きの例

「○○さんには、なんとしても健康になっていただきたいと思います」
「○○さんには、もっと噛めるようになり、食事を楽しんでいただきたいです」
「○○さんの歯周病が改善することにご協力いただけますか?」
「○○さんにとって、耳の痛い話になることは承知のうえでお願いがあります」
「○○さんも "いつかは禁煙しないといけない" と思っていらっしゃったのではないでしょうか?」

❷ なるべく「タバコ」という言葉を使わない

　「タバコ」と聞いただけで、「吸いたい」と反応してしまうのがヘビースモーカーです。会話の中ではなるべく「タバコ」ではなく、「喫煙」と言うようにします。

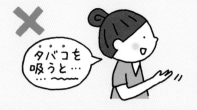

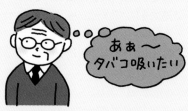

❸ 口腔に限った話題に絞る

　喫煙者にとって禁煙の話は聞きたくないもの。タバコの毒性や身体への悪影響などは充分に承知の上での喫煙なのです。したがって、私たちからは専門とする口腔に関する影響に絞って話しましょう。

説明例
「喫煙している限り、歯周病の治療成果が上がりません」
「タバコの毒性によって、歯ぐきや粘膜の血管が縮んでしまい、酸素や栄養素が行き届かなくなっています」
「歯ぐきが縮んで、歯が伸びたように見えるのもタバコの毒性によるものです」
「ヤニは、タバコの成分であるタールです。タールが歯や粘膜に定着すると有害物質は継続的に放出され続けます」
「タバコの毒性によって、歯周病の治療だけではなく、インプラント治療や外科治療も失敗する確率が上がります」

❹ スタッフ間で役割分担する

　歯科衛生士がいくら禁煙を勧めていても、歯科医師がタバコ臭を漂わせていては喫煙者に説得力がありません。患者さんにかかわるスタッフ全員で禁煙に導こうとする姿勢が必要です。

　また、歯科衛生士から禁煙指導を受けて逃げたくなった患者さんは、他のスタッフに許しを求める場合があります。筆者の勤務する歯科医院でも、筆者から厳しく禁煙を勧められた患者さんは、受付スタッフや他のスタッフに助けを求めるように愚痴をこぼすことがよくあります。そのような時にどう受け止めるか、あらかじめスタッフ間で話し合っておくとよいでしょう。

助けを求められたときの返し方
「はい。○○さんのことをとても考えてお話ししています」
「そうですね。たしかに厳しいですが、○○さんならきっと成功しますよ」
「禁煙に成功されたら、彼女に感謝されると思いますよ」
「私も○○さんには禁煙して、健康になってもらいたいです」
「もし、自分の家族だったらと思ってお話ししています」

❺ とっておきの話をする

　ここでご紹介するのは、けっして誇張した話ではなく"実際にあった話"です。禁煙に導く確率が高いエピソードなので、ぜひ参考にしてください。

エピソード1：切断した指の再生の話

　数年前、Facebookにある人が自分の切断した指の再生治癒過程の写真を載せていました。筆者の知人でもあったことから、その方を訪ね、お話を伺いました。
　その方は60歳を過ぎた男性です。ご自宅の見晴らしの良い場所に縁台を作ろうとチェーンソーを使っているときに、指を切断してしまわれました。左手中指と薬指の第一関節と第二関節の間でスッパリ切り離された指が転がっていったそうです。その指を持って病院に駆けつけましたが、最初の病院では治療を断られ、次の病院に向かいます。**その病院でまず初めに聞かれたことが、「タバコは吸っていますか?」ということでした。**約10年前に禁煙したことを伝えると、「**では接着し、再生させましょう**」と言われ、無事手術ができたそうです。その後も経過は順調で、しっかり接合した指には多少のゆがみがあるものの、感覚も少しずつ取り戻しつつあるとのことです。
　その方は「**もしタバコを吸っていたら、手術は不可能だった。2本の指の第二関節から先のない不自由な指になってしまっていた**」と言われます。この時ほど禁煙していてよかったと思ったことはないとのことです。

エピソード2：インプラント治療で感染した話

　筆者が担当した患者さんの話です。40代の女性でした。約20年間毎日10本程喫煙されていましたが、義歯が嫌で、インプラント治療を希望され、禁煙を決意されました。禁煙後半年経過してから、下顎臼歯部にインプラント治療を行いました。**インプラント体を顎骨に埋入して縫合しようとした時、非喫煙者とはまったく違う歯肉の状態でした。歯肉に柔軟性が無く、伸びないのです。**縫い合わせるために頬側と舌側から歯肉を引っ張ろうとしても硬く、ぴったり合わせることができません。そのため、通常よりもはるかに多くの歯肉を引き寄せるようにして糸を重ねて縫合しました。しかし、手術の次の日には歯肉が縮み、内部が露出して感染していました。
　禁煙して半年が経過し、歯周組織が喫煙の影響を受けないようになっていると判断したのですが、治療するにはまだ早かったのかもしれません。喫煙の身体への影響は長期に及びます。少しでも早く禁煙していただきたいと思います。

エピソード3：喫煙を続け、無歯顎・慢性閉塞性肺疾患になった話

20年程前、ご夫婦で受診された当時60代初めの患者さんです。おふたりとも歯周病が進行し、ご主人のほうはヘビースモーカーでしたので、禁煙を勧めました。その方は人に指示されるのが大嫌いとのことで、そのまま来院されなくなりました。奥様のほうは歯周治療や修復治療を受け、2～3ヵ月おきにメインテナンスを継続されていましたが、その後半年ほど来院されない時期がありました。

半年後、久しぶりにお逢いした奥様が開口一番に話されたのがご主人のことでした。ご主人はタバコを吸い続けた結果、慢性閉塞性肺疾患を患い、歯周病も進行してすべての歯を失い総義歯になってしまったとのこと。「**もし、20年前にあなたの言うことを聞いていれば、病気にもならずに、歯も失わずにいられたかもしれない**」、奥様はそうおっしゃいました。

ご主人は自宅でのターミナルケアを希望され、医師や看護師、介護士の方などたくさんの方々が入れ替わり立ち代わり訪問して介護されているとのこと。「あの時、タバコをやめていれば……」という無念に、胸が締め付けられるようです。

エピソード4："70歳になってパイプを始めました"という患者さんの話

とてもダンディな建築家の方で、糖尿病罹患歴は15年に及びます。継続していただいているメインテナンス中に歯のニコチン・タールの着色を見つけ、問いかけたところ、「パイプを始めたのですよ。くゆらす姿がかっこいいと思ってね。70歳過ぎたおやじに似合うと思うのです」と、得意げにおっしゃいました。

「**なるほど！ まさにファッション雑誌の写真にあるようですね。だけど、血管がもろくなっていく中で、今さら追い打ちをかけて脳梗塞や心筋梗塞になる近道を選ばなくてもいいのではないですか？**」と話しましたら、その方の顔面が蒼白になりました。今にも怒り出しそうでしたが、筆者はさらに「**身体が麻痺して歩くこともできなくなるのは、かっこよくないですよね**」と釘をさしました。

それに対して、患者さんはもう話を続けるのも嫌気が差したようでお帰りになりましたが、次回のメインテナンス時には、晴れ晴れとした表情で「タバコやめましたよ。パイプだけくわえていることにしたんです。娘には"おしゃぶりと一緒だ"と言われましたよ」と、楽しそうに話してくださいました。

*

禁煙を実践された方からは、数年後にも「**あの時、厳しく言ってもらってよかった。最初はムッとしたけれど、今ではあなたに感謝していますよ**」とお声がけいただきます。禁煙指導の目的は患者さんの健康獲得です。ぜひ、勇気を出してあの手この手を考え、伝えてください。

Let's try!

一筋縄では禁煙を受け入れられない
患者さんを攻略しよう

　歯科衛生士が禁煙指導に意欲的に取り組もうとしても、そのモチベーションが低下してしまうような患者さんの対応はよくあることです。むしろ、相手は強者で、一筋縄ではうまくいかないものとゆったり構えて、しつこくならないようにあっさりとした声かけをしたほうが効果的です。筆者の患者さんにも、5年間ほどメインテナンスの際に禁煙について言い続けて、やっと禁煙に至った方もいらっしゃいます。

患者さんあるある　絶対に禁煙しないと決めている人

　「誰に何と言われようとも自分が吸いたいのだからやめるつもりはない」との思いがあり、強い内的基準型（第1章P.13参照）の人ですので、相手に判断を委ねる声かけが効果的です。

声かけの例

「禁煙が難しいことは理解していますので、その時期を決められたら教えてください」

「では、やめようという気になったら教えてくださいね」

「わかりました。それでも、私は○○さんがいつかきっとやめてくださると信じています」（信頼していることを強調する）

「私は、ただただ○○さんに健康になっていただきたいのです。禁煙できずに歯を失ってしまう患者さんを診るのが残念でなりません」（目的を強調する）

「禁煙された方のお話も聞いていらっしゃるでしょうから、難しいとは思っていらっしゃらないですよね」（競争心を駆り立てる）

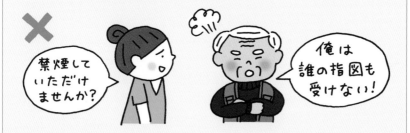

患者さんあるある　いつでもやめることができると言う人

　自分の意志が強いことをアピールしていますので、<mark>自己重要感を満たす声かけ</mark>をします（第1章 P.27）。

声かけの例

「すばらしく意志が強いですね。早速やめていただけることを期待しています」

「さすがですね。今度お会いする時には、禁煙できていることを楽しみにしています」

「すばらしいですね。力強いお言葉に安心しました」

「ご理解いただき嬉しいです。ありがとうございます」

「それは頼もしいですね。誰にでもできることではありませんね」

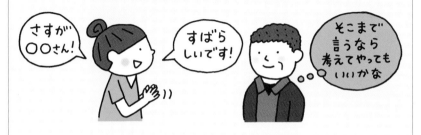

❸ 禁煙を決意してもらえたら

　何度も禁煙を促しても、なかなか決意できない方もいらっしゃいますので、気長に諦めずに、一言でも禁煙指導を続けます。その後、患者さんが禁煙を決意されたら、サポートできるように準備しておきましょう。

●ニコチンガムやニコチンパッチの紹介

●禁煙による身体の変化の紹介（次ページ表2-5）

●「禁煙マラソン」サイトの紹介（禁煙成功者の積もる話が記載されています）

●受診できる禁煙外来の紹介

　<mark>禁煙が成功したら、自分のことのように喜び、称えます。</mark>そうすることで自己重要感が満たされ、さらに禁煙を維持できるようになります。"再喫煙"を予防するためにも、臆せず褒めましょう。

表2-5 禁煙による身体の変化表

（文献13より引用改変）

時間の経過	身体に起こる変化
1分後	● タバコのダメージから回復しようとする機能がはたらき始める
20分後	● 血圧は正常近くまで下降し、脈拍も正常付近に復帰する ● 手足の血行が良くなり、手の体温が正常にまで上昇する
8時間後	● 血中の一酸化炭素レベルが正常域に戻り、血中酸素分圧が正常になって運動能力が改善する
1日後	● 心臓発作の確率が下がる
2日後	● 嗅覚と味覚が復活し始める
3日後	● ニコチンが体から完全に抜ける ● 気管支の収縮が取れ、呼吸が楽になる ● 肺活量が増加し始める
1週後	● 睡眠のリズムが正常に戻り始める
2〜3週後	● 全身の血液の流れが改善し、歩行が楽になる ● 肺活量が30%回復する
4週後	● 禁煙による離脱症状が軽くなり、ストレスも減る
3ヵ月後	● 増進された食欲がもとに戻り始める
1〜9ヵ月後	● 咳、静脈鬱血、全身倦怠、呼吸促迫が改善する ● 胃潰瘍・十二指腸潰瘍の再発率が$\frac{1}{3}$になる ● タバコ由来の放射性物質ポロニウム210（半減期138日）が半減する
5年後	● 肺がん・心臓発作・脳卒中死亡率が半分に減る ● 喉頭がん・口腔がん・食道がんのリスクが半減する
10年後	● 前がん状態の細胞が修復され、膀胱がん・腎がん・すい臓がん・子宮頸がんになる確率が減少する ● タバコによる総死亡リスクが非喫煙者と同じになる ● 大腿骨頚部骨折のリスクが減る ● 歯周病や歯を失うリスクが減る ● 寿命が数年延びる

参考サイト・参考図書の勧め

一般社団法人日本循環器学会　禁煙推進委員会

http://www.j-circ.or.jp/kinen/iryokankei/index.htm

禁煙マラソン

http://kinen-marathon.jp/

『読むだけで絶対やめられる　禁煙セラピー』(アレン・カー著)

世界的なベストセラー。巧みな言語の使い方によって読むだけで禁煙できると評価されています。

全身疾患に関する
必要な知識＆アドバイス

　歯科医院には、さまざまな全身疾患を抱える患者さんが来院されます（**表2-6**）。疾患ごとに歯科治療において注意すべき点や、歯周疾患に与える影響があります。専門職として知識をもったうえで、アプローチできるようになりましょう。

表2-6　主な全身疾患の男女別の患者数

（文献14より引用）

主な傷病	総数	男性	女性
糖尿病	328万9,000人	184万8,000人	144万2,000人
高血圧性疾患	993万7,000人	431万3,000人	564万3,000人
脂質異常症	220万5,000人	63万9,000人	156万5,000人
心疾患（高血圧性のものを除く）	173万2,000人	96万3,000人	77万5,000人
悪性新生物（がん）	178万2,000人	97万人	81万2,000人
脳血管疾患	111万5,000人	55万6,000人	55万8,000人
慢性腎臓病	39万3,000人	24万2,000人	15万1,000人

疾患によって、男女差がみられる。将来疾患になる確率が高い予備軍を含めると相当の数にのぼることが見込まれる。

歯周病の最大のリスクを除く！　禁煙指導に必要な知識＆アドバイス／全身疾患に関する必要な知識＆アドバイス　**49**

現時点での厚生労働省の最新データによると、2017年の糖尿病患者数は約329万人です（前ページ**表2-6**）。将来糖尿病になる確率が高い予備軍を含めると1,000万人を超えるのではないかと推測されます。つまり、国民の1割近くが糖尿病とその予備軍になります。

歯周病のリスクファクターとして挙げられるため、しっかり知識をもっておきましょう。

---

❶ どんな疾患か？

血糖値をコントロールするインスリンの作用が低下したり、分泌されなくなったりすることで、慢性的に高血糖状態が続く疾患です。日本ではⅠ型糖尿病は5％、Ⅱ型糖尿病が95％であり、Ⅰ型糖尿病はインスリンの分泌が望めなかったり、減少したりしているため、インスリン注射が必要になります。Ⅱ型糖尿病の場合はインスリンの作用が低下するため、血糖降下や分泌を促す作用の経口薬を用います。

歯周病のグレード分類によるリスクファクター（A〜C）としてHbA1cが7.0％未満ではグレードB、7.0％以上がグレードCとされています（P.33**表2-2**参照）。HbA1cは、1〜2ヵ月前の血糖値の平均を推定した値であり、覚えやすいことから患者さんも大抵認識しています。

理解したいことは、糖尿病は血管（循環器）に作用する疾患だということです。ただ血糖値が上昇することだけが問題なのではなく、全身に影響が及び、さまざまな疾患の原因になるということです。

初期では自覚症状がないため、健康診断などで"要検査"との通知を得ていても検査を受けていなかったり、処方された薬を正しく服用していなかったり、生活習慣を改めたりすることがなければ重症化することがあります。そのような事態にならないように、チェアサイドから情報提供することは私たちのミッションではないでしょうか？

糖尿病には、さまざまな合併症があります。「えのきとしめじ」で覚えておきましょう（**表2-7**）。

表2-7 糖尿病の合併症（えのきとしめじ）

え 壊死足壊疽（末梢動脈疾患）

神経障害のため、外傷などの痛みを感じずに放置されることで、炎症が悪化し潰瘍状になる。さらに動脈硬化によって血流が悪くなる結果、壊疽を起こす。

の 脳梗塞（脳血管障害）

動脈硬化などによって脳の血管が詰まり、麻痺などの障害や死に至ることもある。

き 狭心症（心筋梗塞）

心臓を動かす筋肉に流れる血管が詰まることにより、心筋が壊死し死に至ることもある。

し 神経障害

細い血管の障害によって血流が悪くなり、神経細胞への血液の供給が途絶えて自律神経に障害が起こり、排尿排便障害や勃起不全などが起こる。痛みを感じにくく外傷に気づかず炎症が悪化し壊疽になる。

め 網膜症

網膜内の血管障害により、視力低下や失明を招く。

じ 腎症

血液のろ過を行う糸球体の毛細血管が障害を受け、腎臓の機能が障害される。重症化すると"硬膜透析"や"血液透析"が必要になる。

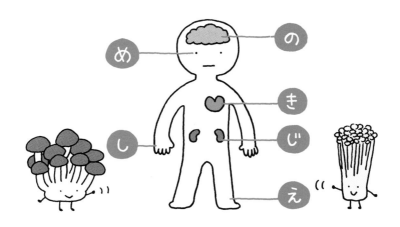

❷ 歯周病との関係

　血液中に糖が多量に存在するようになると、赤血球に存在する「ヘモグロビン」や、血管壁に存在する「コラーゲン」などのタンパク質と結合して終末糖化産物（AGEs）になります。これは異物のタンパク質であり、マクロファージが抗原として認識して、炎症性サイトカインが放出されインスリンの作用が低下します。

　歯周組織に終末糖化産物が影響すると、コラーゲン線維（歯肉線維）が破壊されたり、白血球の機能低下によって歯周病が進行しやすくなったりします。

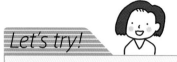

Let's try!

患者さんに糖尿病と向き合ってもらうために声かけをしよう

　糖尿病の患者さんには、自身の糖尿病をきちんとコントロールできていない方も少なくありません。歯周治療を進めるうえでも、糖尿病のコントロールは不可欠です。以下のような声かけをしてみましょう。

●糖尿病を軽視し、禁煙せず正確に服薬していない場合
「糖尿病を甘く見ると後悔しますよ。全身の血管がボロボロになる病気ですから合併症が怖いのです。絶対に禁煙しないと血管はさらにダメージを受けます」
「薬も正確に服用してください。歯周病の進行も抑制できなくなります」
●"薬を飲んでいるから大丈夫"と生活習慣を改めない場合
「服用していらっしゃる薬はインスリンではありません（インスリンは注射）。分泌を促したり効きを高めたりする薬にすぎませんから、食事療法や運動に真剣に取り組んでください」
●"病院に行くのが怖い"と言う場合
「本当はこのままじゃいけないと思っていらっしゃるのですね。少し勇気を出してみましょうよ。そうしたら、安心できるでしょう？」

❸ 歯科治療での注意

　まず、患者さん自身が病状と治療についてどの程度理解しているかを把握する必要があります。患者さんが糖尿病を軽視している場合には、正しい情報が得られないこともありますので、注意が必要です。

　感染しやすいため、インプラント治療や外科治療は医科の担当医との対診が必要になりますし、緊張感の高い長時間に及ぶ治療の場合には、低血糖状況に陥らないように食事時間や血糖コントロールの確認が必要です。

　また、万が一急激な低血糖発作を起こした場合には、栄養ドリンク剤など少量で十分なブドウ糖が摂取できるよう準備しておくことも大切でしょう。

❹ どう予防する?

　食事療法の基本的な考え方はカロリーを必要以上にとらないようにすることであり、必要量以上のカロリーの摂取はインスリンを分泌するすい臓に負担になるということです。タンパク質、脂質、ビタミン、ミネラルをバランスよく"必要量のカロリー"を摂取することで、すい臓の負担は軽くなり回復力も向上します。糖尿病の方の食事に関してはたくさんの専門書がありますので、参考にすることを勧めます(例：『糖尿病食事療法のための食品交換表』)。

　有酸素運動により筋肉への血流が増えると、ブドウ糖が細胞の中に取り込まれ、インスリンの効果が高まり、血糖値は低下します。また、筋力トレーニングによって筋肉量が増えることでも、インスリンの効果が高まり、血糖値は下がりやすくなります。

　最近の研究では、ウォーキングやジョギングなどの有酸素運動と、足や腰、背中の大きな筋肉を中心に、全身の筋肉を使った筋力トレーニングを組み合わせることによって、より良い治療効果があるとされています[15]。

　P.49 **表2-6**で罹患数のもっとも多い疾患が高血圧性疾患です。

　「血圧」とは、心臓から流れる血液が血管を押す力であり、拡張し心臓が血液を押し出す力（心拍出量）と血管の抵抗で決まります。血圧は、心臓が収縮して血液を押し出すときに高くなり（収縮期血圧）、血液の流れが緩やかなときは低くなります（拡張期血圧）。心臓からの血液拍出量が増えたり、血管の収縮などで血管の抵抗が大きくなると、血圧は上がります。血管の弾力性も関係し、動脈硬化は血管の弾力性が劣るため上の血圧は高くなり、下の血圧は低くなります。

　血圧はつねに変化しており、起床時に血圧は上昇し、日中は比較的高く、夜になると下がり、睡眠中はもっとも低くなります。血圧の変動は身体や精神の活動によっても高まります。季節では冬は高く、夏は低くなります。

　診断基準は 140/90mmHg 以上、家庭血圧では 135/85mmHg 以上を高血圧とし、1回だけの測定で高血圧とは判断しません（**表2-8**）。

　血圧は、腎臓や中枢神経、自律神経などの神経系や、内分泌系（腎臓や副腎などのホルモン）、血管内皮細胞から分泌される血管の収縮や拡張を進める物質など、多くの因子によって調節されています。

表2-8　成人の血圧値の分類（mmHg）

（文献16より引用）

分類	診察室血圧		
	収縮期血圧		拡張期血圧
正常血圧	< 120	かつ	< 80
正常高値血圧	120-129	かつ	< 80
高値血圧	130-139	かつ／または	80-89
I度高血圧	140-159	かつ／または	90-99
II度高血圧	160-179	かつ／または	100-109
III度高血圧	≧ 180	かつ／または	≧ 110
（孤立性）収縮期高血圧	≧ 140	かつ	< 90

❶ どんな疾患か

高血圧には「本態性高血圧」と「二次性高血圧」があります。「本態性高血圧」は、食塩の過剰摂取や、飲酒、肥満、運動不足、ストレス、遺伝的体質などが組み合わさって起こると考えられています。甲状腺や副腎などの病気、睡眠時無呼吸症候群などが原因で高血圧を起こすのは「二次性高血圧」です。

血圧が高い状態が続くと血管や心臓に負担がかかり、動脈硬化や心臓肥大が進み、その結果、脳梗塞、脳出血などの脳血管障害や狭心症や心筋梗塞、心不全、不整脈、動脈瘤、腎不全など、多くの循環器疾患が起こります。また、近年では高血圧が認知症のリスクとして挙げられるようです。

高血圧は自覚症状がないため、糖尿病と同様に軽視している人も多く、「大したことではない」と言い張る人も多いものです。筆者が担当した患者さんの中には「200mmHgを超えないと高いとはいわない」と、恐ろしい自分基準をもつ方もいました。

家庭血圧		
収縮期血圧		拡張期血圧
< 115	かつ	< 75
115-124	かつ	< 75
125-134	かつ／または	75-84
135-144	かつ／または	85-89
145-159	かつ／または	90-99
≧ 160	かつ／または	≧ 100
≧ 135	かつ	< 85

血圧には、病院・クリニックなどで測る「診察室血圧」、自宅で自分で測る「家庭血圧」がある。

❷ 歯科治療での注意

　痛みや不安などのストレスが原因となり、まれに局所麻酔薬中の血管収縮剤が影響して血圧が上昇します。また、血圧が上昇すると出血しやすくなり、血液抗凝固薬や抗血小板薬を服用している場合も同様に出血しやすく止血しにくいため、注意が必要です。

　血圧の変動に不安がある場合は治療前だけではなく治療中もバイタルサインの確認（モニタリング）を行います。表2-9のような指標を参考にしながら治療を進めるか止めるか判断するといいでしょう。

　患者さんがリラックスした状況で歯科治療を行うことが効果的です。安心できるような声かけができるよう訓練しておくと良いでしょう。

表2-9　歯科治療時の循環動態とその危険度

（文献17より引用）

	要注意	危険	極めて危険
a. 収縮期血圧	160mmHg 以上	180mmHg 以上	200mmHg 以上
b. 拡張期血圧	95mmHg 以上	110mmHg 以上	120mmHg 以上
c. 心拍数	100 回／分以上	120 回／分以上	130 回／分以上
d. RPP※	12,000 以上	16,000 以上	18,000 以上
注意基準	モニタリングしながら注意して処置を行う	原則として局麻を要する外科的処置は避ける	治療中にこのようになったら、処置を中止して回復するのを待つ

※RPP（rate pressure product）＝心拍数×収縮期血圧。健常者の安静時：7,000〜10,000

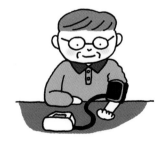
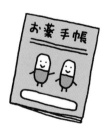

降圧剤が正確に服用されているかどうかの確認も忘れてはいけません。長時間に及ぶ歯周治療や外科治療の場合、II度高血圧以上では担当医との対診も必要でしょう。降圧剤の服用によって、歯肉増殖や口渇、唾液分泌の減少などの副作用があり、歯周疾患のリスクが上昇するため、唾液分泌の促進や念入りなプラークコントロールが必要です。

　さらに、一般的な高血圧ではない「高血圧緊急症」を理解することが重要です（**表2-10**）。高血圧緊急症は、急性心不全や心筋梗塞、狭心症、致死的不整脈、解離性大動脈瘤、脳出血、くも膜下出血、脳梗塞などを引き起こすことがあるため、一刻を争う緊急の対応が必須です。患者さんの急変に気づいたらどのような行動をとるのか、普段からスタッフ間で話し合い、準備を整えておくことが安心につながります。

表2-10　高血圧緊急症の症状

血圧180／120mmHg 以上	
自覚症状： 頭痛、視力障害、悪心・嘔吐、胸痛、背部痛、呼吸困難	他覚症状： 麻痺、意識障害、痙攣、低酸素血症、チアノーゼ、発汗

高血圧緊急症とは、血圧が異常に高くなることによって特定の臓器に障害が生じた重症高血圧。

❸ どう予防する？

　塩分の摂取量が多くなると、血液中のナトリウム濃度が高くなり、中枢神経にはたらいてのどが渇くため、水分を摂ります。水分を摂ると血管に流れる血液量が増え、血圧が高くなります。つまり、塩分の摂取量が多くなると体内のナトリウムと水分の量を調整するために血液量が増え、高血圧になることから、予防には食塩摂取制限が効果的であるとされています。

　食塩摂取量の目標値は、「健康日本21」では8g未満であり、日本高血圧学会では、高血圧性疾患の患者では1日6g未満にすることを強く推奨しています[18]。しかし、成人の食塩摂取量の平均値は、男性10.8g、女性9.2gであり、多いことが危惧されます。

　一般的に6gの塩分といってもどれくらいかを想像するのは難しいものです。「ラーメンなどの麺類の汁も全部摂取した場合と同じくらい」と表現するとわかりやすいです（同時にラーメンの汁を飲み干す危険性も理解してほしいものです）。

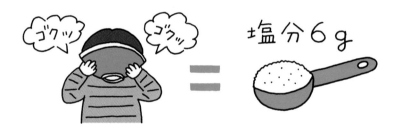

　最近では、いろいろな減塩醤油や減塩味噌、減塩でもしっかりした塩味のものなど工夫された調味料があります。減塩で薄味に慣れるには日々意識することですが、具体的な行動を例に挙げると効果的です（**表2-11**）。プリントアウトしたものを用意しておき、患者さんにお渡しすると良いでしょう。

　また、ナトリウムの排泄作用があるカリウムを多く含む食品の摂取も効果的です。カリウムの多い一般的な食品では、昆布やわかめなどの海藻類やパセリやアボカドなどの野菜類、納豆や大豆、きな粉などの豆類があります。ただし、腎臓機能障害では高カリウム血症を起こす可能性があるため、注意が必要です。

表2-11 簡単減塩のアドバイス例（DH.Kのお勧め健康法）

❶ "かける"より"つける"
醤油やソースなどはかけない。小皿に入れてつける

❷ 調味料の冒険をしてみよう
塩や醤油を、レモンやポン酢に変えてみよう。減塩味噌や減塩醤油に変えてみよう

❸ 納豆は醤油なし
味噌汁に入れて醤油をカット

❹ カットわかめと寒天を常備しよう
味噌汁やスープには手軽に乾燥カットわかめとスープ用糸寒天を入れよう

❺ 野菜の味に敏感になろう
新鮮な野菜の味を噛みしめてじっくり味わおう

❻ パセリは脇役じゃない
パセリはカリウムたっぷり。残さず食べよう

❼ 最高に美味なだし汁を作ろう
煮干し・昆布・するめ・干しシイタケを合わせただし汁は最高

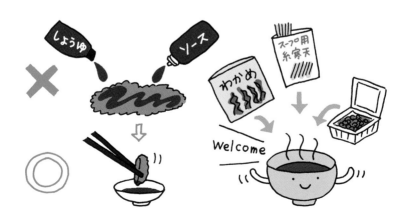

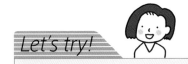

Let's try!

患者さんに高血圧性疾患と
向き合ってもらうために声かけをしよう

　糖尿病と同様に、高血圧であることを軽視している方が多く、服薬を怠ったり塩分制限をまったく行っていない方も多いです。中には、「ストレスになるから考えないようにしている」と得意げに話す方もいます。まずは、患者さんご自身がどれほど理解され、対応されているかを聞き出すことが必要でしょう。

●理解と対応についての質問
「ご自身の高血圧についてどうお考えでしょうか?」
「どのように対応されていますか?」
●"誰でも血圧は高くなる。仕方ない"とあきらめている場合
「もっとご自分を大事にしてください。重症化することは何としても避けたいです。今からでも遅くはありません」
●"薬を飲んでいるから大丈夫"と、禁煙や塩分制限など生活習慣を改めない場合
「降圧剤によって血圧を下げるのは、脳や心臓の重篤な病気を予防するためです。薬を飲んでいても生活習慣を改めないのは、さらに血圧を上昇させるレベルを上げているようなものですよ」

　脂質異常症は、2007年に「高脂血症」から名称が改められたもので、LDL（悪玉）コレステロールや中性脂肪（トリグリセライド）が多すぎたり、HDL（善玉）コレステロールが少なすぎるなどの状態を示す病気です（**表2-12**）。高血圧性疾患、糖尿病に次いで多い疾患ですが（P.49**表2-6**参照）、同様に軽視されている病気でもあります。高カロリーな食事や運動不足などが原因でメタボリックシンドロームに多く見られます。

表2-12　脂質異常症の診断基準

（文献19より引用）

LDLコレステロール	140mg/dL 以上	高 LDL コレステロール血症
	120 〜 139mg/dL	境界域高 LDL コレステロール血症
HDLコレステロール	40mg/dL 未満	低 HDL コレステロール血症
トリグリセライド	150mg/dL 以上	高トリグリセライド血症
Non-HDLコレステロール	170mg/dL 以上	高 non-HDL コレステロール血症
	150 〜 169mg/dL	境界域高 non-HDL コレステロール血症

LDL（悪玉）コレステロールは、血液中でコレステロールを肝臓から末梢組織に運ぶはたらきがあり、多すぎると血管壁に入りこみ、動脈硬化を引き起こす可能性が高まる。HDL（善玉）コレステロールは、血管壁の余ったコレステロールを肝臓へ戻し、動脈硬化を進行させないようにはたらく。中性脂肪（トリグリセライド）は、活動するために必要なエネルギー源だが、多くなりすぎると肥満や脂肪肝をきたし、動脈硬化を引き起こす原因になる。

❶ どんな疾患か

　血液中にLDLコレステロールや中性脂肪などの脂質が多い状態が続くと、血管壁に余分な脂が沈着し、粥腫（プラーク）と呼ばれる塊が作られます。比較的短期間で血管壁にたまり、時間の経過とともに血管壁がどんどん分厚くなり、血管が詰まりやすい状態になります。このような、血管壁の変化が"粥状動脈硬化"です。

　プラークが破れると、破れた部分を修復するため、血液中の血小板が集ま

り血栓ができます。この血栓が大きくなって動脈を塞いでしまうと、血液の流れが途絶えてしまい組織や臓器は壊死します。脳動脈が詰まれば脳梗塞、心臓の冠動脈が詰まれば心筋梗塞、足の動脈が詰まれば急性動脈閉塞症を発症します。

　脳梗塞や心筋梗塞は日本人の死因の上位を占めており、脂質異常症を放置すると、無症状のまま動脈硬化が進行し、重篤な疾患を引き起こし生命の危険性が高まり、後遺障害などをもつことになります。近年、脂質異常症は動脈硬化の危険因子の中でも最大の要因であると言われていますが、無症状なまま進行するので軽視される傾向にあります。進行予防のためには適切な治療を生涯継続する必要があります。

❷ 動脈硬化ってなに？

　動脈硬化とは、"動脈の壁が厚くなったり、硬くなったりして本来の構造が壊れ、はたらきがわるくなる病変"の総称であり、病名ではありません。

　血管や血液を理解することが多くの病気の理解につながります。血管では、血液が酸素や栄養分などを運搬し、その一方で、炭酸ガスや体内でできた老廃物を運び出して処理します。動脈と静脈共に、基本的に「内膜」「中膜」「外膜」の3層からできています（図2-1）。

図2-1　内膜・中膜・外膜

「内膜」の表面は「内皮細胞」という細胞の層に覆われており、この細胞層は血液から必要な成分だけを取り込むフィルターのはたらきをする。また、血液が固まるのを予防したり、血液が内皮細胞に付着しないようにする大切な役目も果たしている。

「中膜」には、血管の柔軟性や弾力性を保つための層がある。動脈は、心臓から血液が送り出されるときの圧力がかかるため厚くなっているが、静脈は圧力の低い血流のため動脈ほど厚くない。

「外膜」には、血管外から細い血管（細動脈・細静脈）を通じて栄養分などが運ばれてくる。

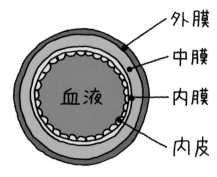

内膜の中にコレステロールが蓄積し、脂肪分が沈着して血管が狭くなり、血栓や潰瘍をつくる原因になります。その結果、狭心症、心筋梗塞、脳梗塞、大動脈瘤、腎梗塞、手足の壊死などが起こります。

高血圧や糖尿病、感染などが刺激となり内皮細胞が傷害されると、血中の白血球（単球）が内皮細胞に付着し、内皮細胞の間から潜り込み、マクロファージと呼ばれる状態に変化します。血液中のLDLコレステロールが多すぎると、マクロファージによって脂肪物質が取り込まれて蓄積し、内膜が厚くなり、やがて粥状の血管壁になっていきます。つまり、高血圧や糖尿病などが引き金になって内皮細胞が傷つけられると、その部分の血管壁の中に脂肪物質（LDLコレステロール）などが蓄積して厚くなり、粥腫になります。

血管の硬化が経年的に進行するのは避けられないことですが、"危険因子"を避けることで進行を予防することが重要でしょう。3大危険因子として考えられる「高血圧性疾患」「脂質異常症」「喫煙」に加え、「糖尿病（主にⅡ型）」や「肥満」は生活習慣の改善などでコントロールできるものであることから、理解を深め、チェアサイドから情報提供をしていくことで健康寿命の延伸に貢献できるのではないでしょうか。

❸ どう予防する？

肥満傾向にある場合、標準体重を目標に減量をする必要があります。

患者さんでは、自分の標準体重や適性エネルギーについて無関心な方も多いです（表2-13）。その一方で、「気になっているけれど、人からは指摘されたくない」傾向にある人も多く、筆者はむしろ禁煙支援のほうが楽だと思うことがあります。食習慣はまさにその方の価値観によって左右されますので、健康観を高めなければ行動変容に導くことが困難です。時間がかかることを覚悟して、少しずつ健康的な食事になるよう声かけをします。

表2-13　標準体重・適正エネルギー

> 標準体重（kg）＝身長（m）×身長（m）×22
> 1日の適正エネルギー量（kcal）＝標準体重（kg）×身体活動量※（kcal）

※軽労作：25〜30kcal、普通の労作：30〜35Kcal、重い労作：35kcal〜。

❹ 脂質を改善する食事って？

　脂質を改善するためには、栄養バランスの良い食事が大切ですので、農林水産省が掲げる「食事バランスガイド」が参考になります（**図2-2**）。患者さんが興味を示せば、コピーしたものを手渡しすると良いでしょう。

　脂質の主な成分は脂肪酸という物質であり、脂肪酸にはLDLコレステロールを上昇させる質の悪い脂肪酸（飽和脂肪酸）と、逆にLDLコレステロールを低下させる作用のある質の良い脂肪酸（不飽和脂肪酸）があります（**表2-14**）。また、トランス脂肪酸（マーガリン、ショートニング）も動脈硬化のリスクを高めると考えられており、洋菓子には多量に含まれている場合があるので注意が必要です。

図2-2　食事バランスガイド

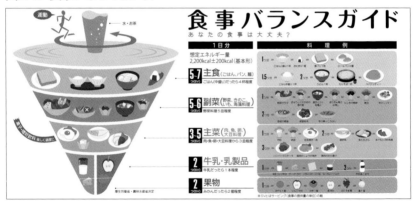

農林水産省のホームページ（https://www.maff.go.jp/j/balance_guide/）より無料でPDFをダウンロードできる。

表2-14　飽和脂肪酸と不飽和脂肪酸

飽和脂肪酸	不飽和脂肪酸
動物性脂肪（豚や牛の脂、鶏皮、チーズやソーセージ類など）、脂肪の多い乳製品（洋菓子やアイスクリームなどに多い）	**植物性脂肪**（オリーブオイル、亜麻仁油、ゴマ油、大豆油など）、魚類の脂肪（サバ、イワシ、アジなど青魚類）

さらに、インスタント食品やソーセージ、ハンバーグなどの加工食品、市販の総菜などは味付けも濃く、脂質や塩分、糖分が多くなっていることが多いので注意が必要です。

　これらの知識をもって、普段の食事で脂質や塩分、糖分に意識を向けてもらうように声かけをします。ただし、調理が苦手だったり、時間をかけることができない場合もあることから、負担にならない配慮が必要です。

　筆者は、スケーリングなどの施術前に「今から歯石除去をしますので、その間に"普段よく食べているもの5つ"を挙げられるように考えておいてください」と依頼し、その内容によって参考になる情報提供をするようにしています（**表2-15**）。

表2-15　ちょっとした食事の工夫例（DH.Kのお勧め健康法）

❶ 揚げ物などが好きな場合
- 食べるなら消費しやすい昼食に摂る
- ご褒美として週に1～3度と決める
- 市販の総菜の場合、半分は衣を外して食べる
- 家庭料理の場合、油で揚げずに油をスプレーで表面につけて焼く

❷ 洋菓子が好きな場合
- 特別なご褒美として食べる（極力控える）
- 生クリームやバタークリームは避ける

❸ ソーセージなどの加工食品が好きな場合
- 焼いて油を落とす
- ボイルしてゆで汁は捨てる

❹ インスタントラーメンなどが好きな場合
- 添付されている調味料や調味油は半分にする
- わかめやネギなどを加える
- 週に1～2度と決める

❺ 出来合いの総菜や弁当を選ぶとき
- なるべく油ものは控える
- 生野菜や豆腐、納豆などを追加する

❺ 血液循環をよくする運動って？

　運動することで血液循環が良くなり、筋肉が増えることで柔軟性や持久力などが増加し、心身ともに健康効果が高いことは誰もが知るところです。しかし、座位での仕事が中心になる場合や車移動に頼る生活の場合、ほとんど歩かない日常で慢性的な運動不足になっていることもあり、注意が必要です。そのような場合は、「エレベーターから階段に変える」「駅一つ分を歩く」など日常生活の中でできるだけ負担にならないように継続しやすい方法を選びます。

　ウォーキングや軽いジョギングなどの有酸素運動は、15分以上続けると効率よく脂肪が燃焼するため効果的だといわれており、第二の心臓といわれるふくらはぎやおしりの大臀筋を鍛えることで基礎代謝が上がるといわれています。

　筆者が担当する最高齢の患者さんは95歳の女性ですが、お一人で2線の電車を乗り継いで片道40分程かけて来院されます。彼女は10年以上週に3回ヨガ教室に通い、姿勢よく徒歩もしっかりされています。施術後に横にしたチェアを座位に戻す時も、ご自分の腹筋を使って"すくっ"と起き上がります。すばらしいお手本として、この方のお話を他の患者さんに紹介することがあります。ただし、年齢や身体機能によって個人差がありますので、無理せず運動習慣を継続していただくように話題にすると良いでしょう。

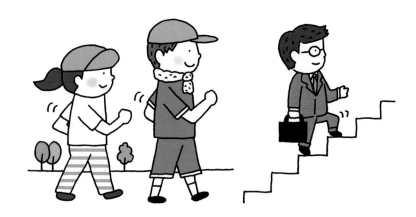

筆者は日頃から、チェアサイドで患者さんと軽い運動を実際に行っています。ここではその例をご紹介します（**表2-16**）。

表2-16 チェアサイドできるお手軽運動の例（DH.Kのお勧め健康法）

❶ ブラブラ運動
- 起床前に両手を上げてブラブラ、両足を上げてブラブラさせる
- 座って両手を上げてブラブラ、足を膝からブラブラさせる
- 座って足を伸ばし、股関節からブラブラさせる

❷ 肩回し
指先を肩に置き、脇が90度になるようにして肘をできるだけ大きく円を描くように前・後ろ5～10回ずつ回す

❸ 肩甲骨寄せ
左右の肩甲骨をできるだけ寄せて胸を張る。そのまま5～10秒キープする

❹ エアー縄跳び
- 縄のない縄跳びを10～30回行う
- 初めは小さく飛び、慣れたら大きく飛ぶ

❺ スクワット
- 膝がつま先から出ないように、ゆっくりおしりを突き出すようにして太ももを床と平行にする
- 慣れたら下がる時に両腕を伸ばして上げながら息を吸い、逆に上がる時には両腕を下げながら吐く

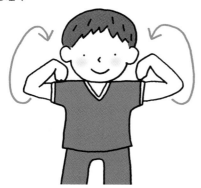
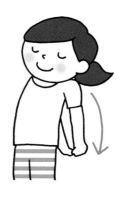

睡眠中に呼吸が止まってしまう「睡眠時無呼吸症候群 Sleep Apnea Syndrome（SAS）」は近年の歯科医療界で世界的に注目されるようになっています。SAS は、呼吸は保たれているが上気道のどこかの閉塞によって鼻・口の気流が停止する「閉塞性（obstructive）の睡眠時無呼吸症候群（OSAS）」と、呼吸そのものが停止する「中枢性（central）の睡眠時無呼吸症候群（CSAS）」の2つに加え、睡眠の前半は中枢性であり後半に閉塞性をともなう「混合型」もあります。

OSAS は、呼吸をしようとしても舌が沈下するなどの原因によって気道が閉塞し、息ができない状態で、"いびき"が生じます。

CSAS は、心不全や脳卒中などの血管系の病気の結果、呼吸せよという脳からの信号自体が一時的になくなる状態で、基本的にいびきはかかないとされています。

睡眠中10秒以上呼吸が止まることを「無呼吸」といい、無呼吸にはなっていない弱い呼吸は「低呼吸」とされます。

1時間あたりの平均の無呼吸と低呼吸の回数を「無呼吸・低呼吸指数」（AHI）といい、この指数が5以上であれば異常と判定し（5未満は正常）、これを「睡眠呼吸障害」（SDB）といいます。ちなみに、SAS は"7時間の睡眠中に30回以上の無呼吸（10秒以上の気流停止）がある"と Guilleminault らが1978年に提唱しました[20]。

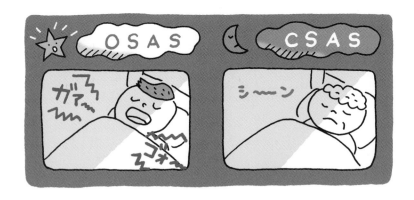

近年、"睡眠の質"が重要であると示唆されるようになり、睡眠が身体に及ぼす影響が研究されています。睡眠にはサイクルがあり、浅い眠りである「レム睡眠」では、筋肉は動かないけれど脳は活動している状態で夢を見ています。深い眠りである「ノンレム睡眠」は身体や脳が休息できる時間になります。睡眠中は、レム睡眠とノンレム睡眠を約90分周期で変動し、一晩に4〜5回繰り返しています。ノンレム睡眠にはレベルがあり、寝入ってから約3時間の間にもっとも深い眠りに達し、休息します。この時には成長ホルモンが分泌され、細胞の修復や疲労回復が行われます。

　睡眠時無呼吸症候群によって呼吸が止まると、血液中の酸素濃度が低下するため、生体反応として覚醒し、再び眠りに入ると呼吸が止まります。このようなことを一晩中繰り返すため、深い睡眠が得られなくなり、日中に強い眠気が出現し、酸素濃度が低下します。これを補うために心臓のはたらきが強まり、高血圧となります。酸素濃度の低下により動脈硬化が進行し、心筋梗塞や脳梗塞を起こしやすくなり、血糖値やLDLコレステロール値が高くなります。さらに睡眠不足によるストレスにより、うつ病などの精神疾患の危険性が高まるなど、さまざまな全身疾患につながる悪循環に陥ります。

　1時間あたり10秒以上の呼吸停止が20回以上出現するような中等症・重症の睡眠時無呼吸症候群を放置すると、死亡率が非常に高くなるため、すぐに治療が必要だと考えられています。

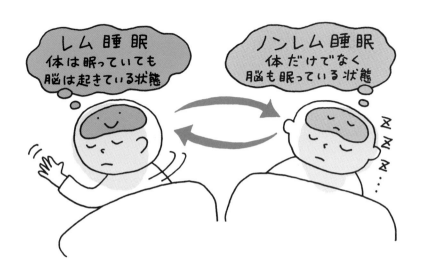

❶ どんな疾患?

　睡眠時無呼吸症候群は高血圧性疾患、脳卒中(脳梗塞・脳出血・くも膜下出血)、狭心症、心筋梗塞など循環器疾患と密接な関係があり、日中の眠気から交通事故などを引き起こすこともあるため、軽視できない疾患です。無呼吸によって血液中の酸素濃度が下がり"低酸素血症"が生じると心拍数や血圧が上昇します。動脈血酸素飽和度は、正常で96％以上ですが、無呼吸時には簡単に90％以下に低下します。つまり、通常は酸素吸入を必要とする状態となり、心臓は心拍数を上げて身体中に十分な酸素を供給しようとし、血圧が上がります。このような状態が数年から数十年続くことで心身の負担が慢性的に大きくなり、前述のさまざまな疾患の要因となります。

　原因はさまざま考えられますが、私たちが患者さんの口腔を診る時に気づくことも多く、情報提供しやすい立場だと言えるでしょう(**表2-17**)。

表2-17　睡眠時無呼吸症候群が疑われる口腔所見

口腔内所見	口腔外所見
●舌肥大 ●扁桃肥大 ●軟口蓋下垂 ●口蓋扁桃肥大 ※超音波スケーリングなど注水時に、舌が口蓋を覆い排唾管を設置した側に水が吸引されない場合に多く見受けられる	●小さな下顎 ●アデノイド顔貌 ●鼻中隔湾曲症 ●慢性鼻炎 ●肥満

❷ 注目したい歯科領域への影響

　無呼吸によって酸素不足になると、血中酸素飽和濃度が低下し、交感神経にスイッチが入り、生きるための生体反射として"いびき"や"歯ぎしり(ブラキシズム)"を引き起こすといわれています。その結果、顎関節症や頭痛、歯質や歯列の崩壊など障害が拡大すると考えられます。

Dr. James E. Metz（米国）らの研究によると、血中酸素飽和濃度が低下することにより、肺や気道から空気を強制的に排出させ呼吸するための生体防御運動として"咳"をする際に、腹腔内が陰圧になり"胃酸が逆流"し、歯質が酸蝕することが報告されています[21]。また、歯周病患者の約6割にSASが認められ、さらに未治療のSASが経年的に死亡率を高めることから、下顎前方牽引装置「METZ Appliance」による呼吸確保の必要性に注目が高まっています。従来、ブラキシズムは咬合に起因した結果であると考えられていましたが、神経生理学的な起因であることが示唆されていることを理解したいと思います。

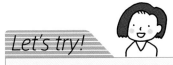

Let's try!

患者さんに睡眠時無呼吸症候群を
自覚してもらう声かけをしよう

　睡眠時無呼吸症候群が疑われる場合には、以下のように声かけをします。自覚がない方も多く、「疲れていないから大丈夫」「いびきをかいているとは言われたことがない」などまったく関心を示さない方もいます。このように、重篤な疾患の原因にもなることが想像しにくいことを認識し、表2-17のように睡眠時無呼吸症候群が疑われる口腔所見でありながら、自覚がない方には「簡易型睡眠モニター」を勧めます。中には、気にしながらも検査をしたことがない方も多いので、睡眠や呼吸への理解につながります。

声かけの例
「夜はしっかり眠れますか?」
「何度も起きたりトイレに行ったりしませんか?」
「昼間眠くなりませんか?」
「睡眠時無呼吸症候群をご存じですか?」
「簡単な検査をしましょうか?」
「専門家をご紹介しましょうか?」

　口腔がんは初期の段階ではほとんど痛みがありません。歯肉や粘膜の痛みや腫れ、出血、口臭などが自覚できた場合にも、う蝕や歯周病、口内炎といったごくありふれた口腔内疾患だと思い込み、放置しているうちにがんが進行してしまいます。口腔がんの健診のために受診する人はまだまだ少なく、歯科医療者側も来院時に念入りな検査をしていないのが現状でしょう。そのため、悪化してから受診する方が多くなる結果、死亡率は35.5％となり、年間7,675人の方が亡くなっています[22]。

　中でも多いのが「舌がん」です。早期に発見・治療ができれば舌の再建が可能で、リハビリによって大きな後遺症を免れますが、進行した場合、がん病変部を完全に取り除くために舌や顎を切除する可能性があります。そのため、容貌の著しい変化や咀嚼・嚥下ができなくなるなど大きなダメージに苦しむことになります。早期発見・早期治療が患者さんの人生を大きく左右することを念頭に置いて患者さんを診ていただきたいと思います。

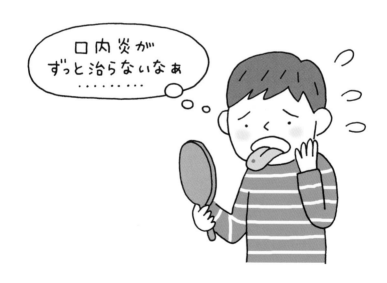

❶ 口腔がんにはどういう種類がある？

口腔がんは、その発生部位によって**表2-18**のように分類されています。

表2-18 口腔がんの主な種類

(文献23より引用改変)

舌がん	● 歯の咬耗や修復物の不適合などによって舌に慢性的な刺激が加わると発症しやすくなる ● 咀嚼・嚥下・発音がしにくくなる
歯肉がん	● 初期段階では歯肉が腫れるが、強い痛みはない ● 進行すると潰瘍やしこりができ、腫瘍が大きくなって表面がカリフラワー状に盛り上がり、出血がみられる
口腔底がん	● **口腔底の前方**に多く発症し、喫煙と飲酒が大きく影響していると考えられている ● 初期段階では、小さな潰瘍や粘膜の白斑、充血による紅斑が生じる場合がある ● ほとんど自覚症状がないため、進行によってがんが周囲の組織に浸潤し、舌や歯肉、下顎骨にまで広がっている場合がある
頬粘膜がん	● **上下の臼歯の周辺粘膜、口角の後方**などに発生しやすく、修復物の刺激、喫煙や飲酒などが原因と考えられている ● 初期段階は小さな潰瘍やびらんがみられるが、特に目立った症状はなく、進行すると顎下リンパ節や上内深頸リンパ節に約50％の確率で転移する ● 触診によって、粘膜の下にしこりやふくらみ、痛みを感じることがある
口蓋がん	● **上顎**に発症し、喫煙や飲酒、刺激物が要因と考えられている ● 初期段階では自覚症状はほとんどなく、進行すると粘膜の表面が白っぽく変色したり赤い斑点ができるなどの症状が現れる ● ピリピリした刺激を感じる場合があり、進行すると腫瘍ができて、強い痛みを感じるようになる
口唇がん	● **口唇粘膜や粘膜部分**に発症する ● 喫煙や紫外線、アルコールなどが要因とされている ● 初期段階では、口唇の表面がただれたりかぶれるなどの症状があり、進行すると、しこり、潰瘍、びらん、カリフラワー状の腫瘤がみられる

❷ 口腔がんはどう検査する？

　私たち歯科衛生士はもっとも患者さんの変化に気づく立場にありますので、つねに意識をして検査を行ったり、歯科医師につなげるようにします（**表2-19**）。リラックスしてもらうことで筋肉が緩み、検査がしやすくなりますので、「がん検査をします」などと声かけせずに、SPTなどの施術後に自然な流れで行うと良いでしょう。

表2-19　口腔がんの主な検査

視診・触診	画像診断
病理検査	● 超音波検査（エコー検査）
● 細胞診	● エックス線撮影
● 組織診	● CT検査
	● MRI検査
	● アイソトープ

❸ 病変に気づいたら

　疑われる所見を見つけたとしても、すぐに「がんかもしれません」などとお伝えするのはもってのほかです。「がん」という言葉に恐怖心を抱く方が多く、検査をするだけでも始終「死」が脳裏から離れなくなります。病変に気づいたら、まずは歯科医師に相談し、検査が必要ならば「安心するために検査をしましょう」と声かけします。

　口内炎は通常2週間を経過すると消失するといわれています。消失しない場合は専門医の診断が必要になりますので、口内炎の治癒経過を観察する必要があります。

おわりに

　2020 年は、新型コロナウイルスの世界的な流行のスタートとなりました。緊急事態宣言などの前例のない展開に、感染予防の見直しや患者さんへの対応などにおわれ、不安な日々を過ごした方々も多かったことでしょう。そして、あらためて "ウイルスやパンデミックとは何か?" を学んだり、WHOや各国の対応の違いなどを知る機会でもあり、今後のためにより賢明な人生観を構築する時でもあると思います。

　「歯科衛生士は、チェアサイドから『健康寿命の延伸への情報提供』ができるポジションにある」と筆者は考えています。2025 年には「団塊の世代」と呼ばれる世代が 75 歳以上の後期高齢者になり、3 人に 1 人が 65 歳以上の高齢者という社会が到来します。医療や社会保障の危機を提唱するのが2025 年問題であり、健康寿命を延ばすことが急務です。そのために、国民の一人ひとりが健康観を高めることが重要なのは言うまでもないでしょう。

　以前、「健康で老いるためには病気にならないことだ」という言葉に出会い、老いてから、あるいは病気になってから気づいたのでは遅く、高齢期における健康は若い時からの生活習慣や健康観によるものと痛感しました。しかし、「未病」を啓発し行動変容に導くのは簡単ではありません。筆者自身、2007年に出会った NLP（神経言語プログラミング）や LAB プロファイル® など心理学や行動学、言語学を学んだ後、歯科医療界に特化したデンタル NLP®を主宰し、どのような言語を用いてどのように伝えるのかを日々試行錯誤しながら実践してきました。「何をどう伝えたらよいのかわからない」「誰にも同じような話になってしまう」「コミュニケーションは苦手」という悩みを聞く中で、みなさまに役立つように本書をまとめました。

　人生 100 年時代といわれ、世界一の長寿国において健康に人生を全うできるよう、口腔ケアを継続するとともに、健康観を高める情報提供を行うことで貢献し、歯科衛生士であるみなさまがこの仕事に誇りをもって楽しめることを願っています。

土屋和子

参考文献

1. シェリー・ローズ・シャーベイ（著）, 上地明彦（監訳）, 本山晶子（訳）.「影響言語」で人を動かす. 東京：実務教育出版, 2010.
2. P. エクマン, W. V. フリーセン（著）. 工藤 力（編訳）. 表情分析入門 表情に隠された意味をさぐる. 東京：誠信書房, 1987.
3. 伊藤 裕. 2. 腸内細菌と疾患　4）腸内細菌と肥満. 日本内科学会雑誌 2016；105（9）：1712-1716.
4. 花田信弘（監修）, 今井 奨, 西沢俊樹, 福島和雄, 武笠英彦（編集）. ミュータンスレンサ球菌の臨床生物学 臨床家のためのマニュアル. 東京：クインテッセンス出版, 2003.
5. 川端重忠, 小松澤 均, 大原直也, 寺尾 豊, 浜田茂幸（編集）. 口腔微生物学・免疫学＜第4版＞. 東京：医歯薬出版, 2016.
6. 天野敦雄. あなたの知識は最新ですか？歯科衛生士のための21世紀のペリオドントロジー ダイジェスト 増補改訂版. 東京：クインテッセンス出版, 2020.
7. 日本歯周病学会. 歯周病の新分類への対応. http://www.perio.jp/file/news/info_191220.pdf（2020年6月11日アクセス）
8. Michael Edgar, Colin Dawes, Denis O'Mullane（編著）, 渡部 茂（監訳）. 唾液 歯と口腔の健康 原著第4版. 東京：医歯薬出版, 2014.
9. 日本循環器学会 禁煙推進委員会. 喫煙の健康影響・禁煙の効果. https://www.j-circ.or.jp/kinen/iryokankei/eikyo.htm（2020年6月11日アクセス）
10. 厚生労働省 e-ヘルスネット. 三次喫煙（サードハンド・スモーク）. https://www.e-healthnet.mhlw.go.jp/information/dictionary/tobacco/yt-057.html（2020年6月11日アクセス）
11. 「たばこ」と健康・・・受動喫煙. http://www.hit-1.net/tabako/in.html（2020年6月11日アクセス）
12. 厚生労働省 e-ヘルスネット. 受動喫煙－他人の喫煙の影響. https://www.e-healthnet.mhlw.go.jp/information/tobacco/t-02-005.html（2020年6月11日アクセス）
13. 禁煙マラソン. 禁煙の健康への影響. https://kinen-marathon.jp/info/health/health.html（2020年6月11日アクセス）
14. 厚生労働省. 平成29年（2017）患者調査の概況. 5 主な傷病の総患者数. https://www.mhlw.go.jp/toukei/saikin/hw/kanja/17/dl/05.pdf（2020年7月20日アクセス）
15. 糖尿病ネットワーク.「有酸素運動」と「レジスタンス運動」を組合せると効果は最大に. https://dm-net.co.jp/calendar/2014/022403.php（2020年6月16日アクセス）
16. 日本高血圧学会高血圧治療ガイドライン作成委員会. 高血圧治療ガイドライン2019. 東京：ライフサイエンス出版, 2019.
17. 久保田康耶, 深山治久. 歯科治療時における高齢者の全身管理. 老年歯科医学 1987；1（1）：24-29.
18. 日本高血圧学会. 減塩推進東京宣言. https://www.jpnsh.jp/declaration_tokyo2019.html（2020年7月3日アクセス）
19. 日本動脈硬化学会. 動脈硬化性疾患予防ガイドライン2017年版. 東京：日本動脈硬化学会, 2017.
20. Guilleminault C, Van Den Hoed J, Mitler M. Clinical overview of the sleep apnea syndromes. In "Sleep Apnea Syndromes" (eds. Guilleminault C, Dement W. C). New York : Alan R Liss Inc, 1978；1-12.
21. 栗林志行. 食道運動からみた睡眠と胃食道逆流症との関連について. 北関東医学 2016；66（1）：75-76.
22. 口腔がん撲滅委員会. 口腔がん死亡率の現状. https://www.oralcancer.jp/2010p2/（2020年6月18日アクセス）
23. 口腔がん撲滅委員会. 口腔がんとは？https://www.oralcancer.jp/2005p1/（2020年6月18日アクセス）

索引

い

胃下垂　**37、38**
胃酸の逆流　**37**
一般化　**21**

う

う蝕の新しい病因論　**31**

え

HDL コレステロール　**61**
壊死　**51、63**
えのきとしめじ　**51**
LDL コレステロール　**61、63、64**

お

オープンクエスチョン　**23**

か

外的基準型　**9、13**
観察　**24**

き

共感　**27**
狭心症　**51、55、57、63**
禁煙指導　**39、42**
禁煙による身体の変化　**48**

く

クローズドクエスチョン　**23**

け

傾聴　**26**
血栓　**62、63**

こ

口腔がん　**72、73、74**
高血圧緊急症　**57**
高血圧性疾患　**49、54**
口内炎　**72、74**

し

自己重要感　**27、28、47**
脂質異常症　**49、61**
歯周炎のグレード　**32、33**
歯周炎のステージ　**32、33**
歯周病の新しい診断分類　**32**
主体行動型　**8、9、12**
主流煙　**40、41**
詳細型　**10、14**
省略化　**21、22**
食塩摂取制限　**58**
神経障害　**51**
腎症　**51**

す

睡眠時無呼吸症候群　**68、69、70**

せ

生態学的プラーク仮説　**31**
全体型　**10、14**

た

タール　**39、41**
唾液分泌　**37**

と

動態変化　**31**
動脈硬化　**51、54、55、61、62**
糖尿病　**33、49、50、51、52**

な

内的基準型　**9**、**13**、**46**
内膜　**62**、**63**

に

ニコチン　**39**、**40**、**41**
人間重視型　**8**、**10**、**15**

の

脳血管障害　**51**

は

バイタルサイン　**56**
バックトラッキング　**26**
発酵性炭水化物　**31**、**34**
反映分析型　**8**、**9**、**12**

ふ

副流煙　**40**、**41**
物質タスク重視型　**8**、**10**、**15**
不飽和脂肪酸　**64**

へ

ペーシング　**25**

ほ

飽和脂肪酸　**64**

み

ミュータンス菌　**30**、**31**、**36**
ミラーリング　**25**

も

網膜症　**51**

ゆ

ユニバーサル4Mat　**17**、**18**、**20**

ら

ラクトバチラス菌　**31**、**36**、**37**
LABプロファイル®　**8**、**9**、**10**

わ

歪曲化　**21**、**22**

H

HDLコレステロール　**61**

L

LABプロファイル®　**8**、**9**、**10**
LDLコレステロール　**61**、**63**、**64**

著者略歴

土屋和子（つちやかずこ）

1977年	兵庫歯科学院専門学校歯科衛生士科卒業
	神戸国際デンタル・カミムラ歯科医院勤務
1981年	Dr. Raymond L. Kim's office（米国・ロサンゼルス）にて
	アシスタント勤務・研修
1982年～	フリーランス体制にて多くの歯科診療室に勤務
2007年	株式会社スマイル・ケア設立
2011年	全米NLP協会公認トレーナー取得
2012年	LABプロファイル®グループコーチ認定
2017年	Access Bars®ファシリテーター取得
2019年	株式会社スマイル・ケア解散
2020年	シャドウワードリーディング®マスター取得
現在	ウエマツ歯科医院、土屋歯科クリニック&work's、
	TEAM東京、池田歯科医院に勤務

QUINTESSENCE PUBLISHING
日本

土屋和子が患者さんに伝える言葉のルールと引き出し

2020 年 9 月 10 日　第 1 版第 1 刷発行

著　　　者　　土屋和子
　　　　　　　つちやかずこ

発 行 人　　北峯康充

発 行 所　　クインテッセンス出版株式会社
　　　　　　東京都文京区本郷 3 丁目 2 番 6 号　〒 113-0033
　　　　　　クイントハウスビル　電話（03）5842-2270（代表）
　　　　　　　　　　　　　　　　（03）5842-2272（営業部）
　　　　　　　　　　　　　　　　（03）5842-2278（編集部）
　　　　　　web page address　https://www.quint-j.co.jp/

印刷・製本　　横山印刷株式会社